ボケない人がやっている脳のシミを消す生活習慣

アメリカ抗加齢医学会“副腎研究”からの大発見

スクエアクリニック
院　長　本間良子
副院長　本間龍介

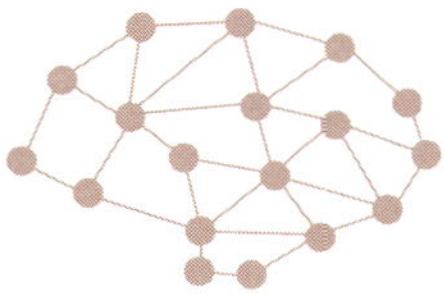

青春出版社

はじめに

▼アメリカ抗加齢医学会からの最新報告

こんな「いいつもりの生活」が、実は脳に悪い

――頭の老化を止める新常識！

最近、もの忘れが多くなった、ボーッとして注意力や集中力が低下した、気分が落ち込みやすい、イライラして情緒不安定になりやすい（うつ症状）、感情が抑えにくくなり怒りっぽくなった……など、認知機能低下、脳の働きの低下を感じているみなさんに質問です。

「健康のために」、こんな生活をしていませんか。

□頭が疲れたときは甘いものをとる

□朝食はパンとコーヒー（骨粗鬆症《こつそしょうしょう》予防にミルクたっぷり）

□認知症予防にＤＨＡ・ＥＰＡがとれるという「ツナ缶」を料理によく使う
□熱中症対策の水分補給にスポーツドリンクをよく飲んでいる
□間食として、ヘルシー食品といわれるナッツ類やドライフルーツを選ぶ
□部屋が暗いと目が悪くなるから、夜は照明を明るくする
□衣類は防虫剤で虫食い予防
□家を清潔に保つために、こまめに除菌・消臭スプレー

実は、これらは**アメリカの抗加齢（アンチエイジング）医学会の最新報告で、すべて脳に悪い！　認知機能低下を招く生活習慣**なのです。

これから本文で詳しく解説しますが、認知症など脳神経の病気の原因は、脳にシミ成分（ゴミ、老廃物、毒素）がたまること。たとえば**アルツハイマー病は、脳内の老廃物・アミロイドβ《ベータ》の蓄積によって引き起こされる**と言われています。

ところが、「皮膚のシミは、いくらメスやレーザーで取り除いても、また出て

こんな生活習慣を続ければ脳内はシミ（老廃物）だらけに！

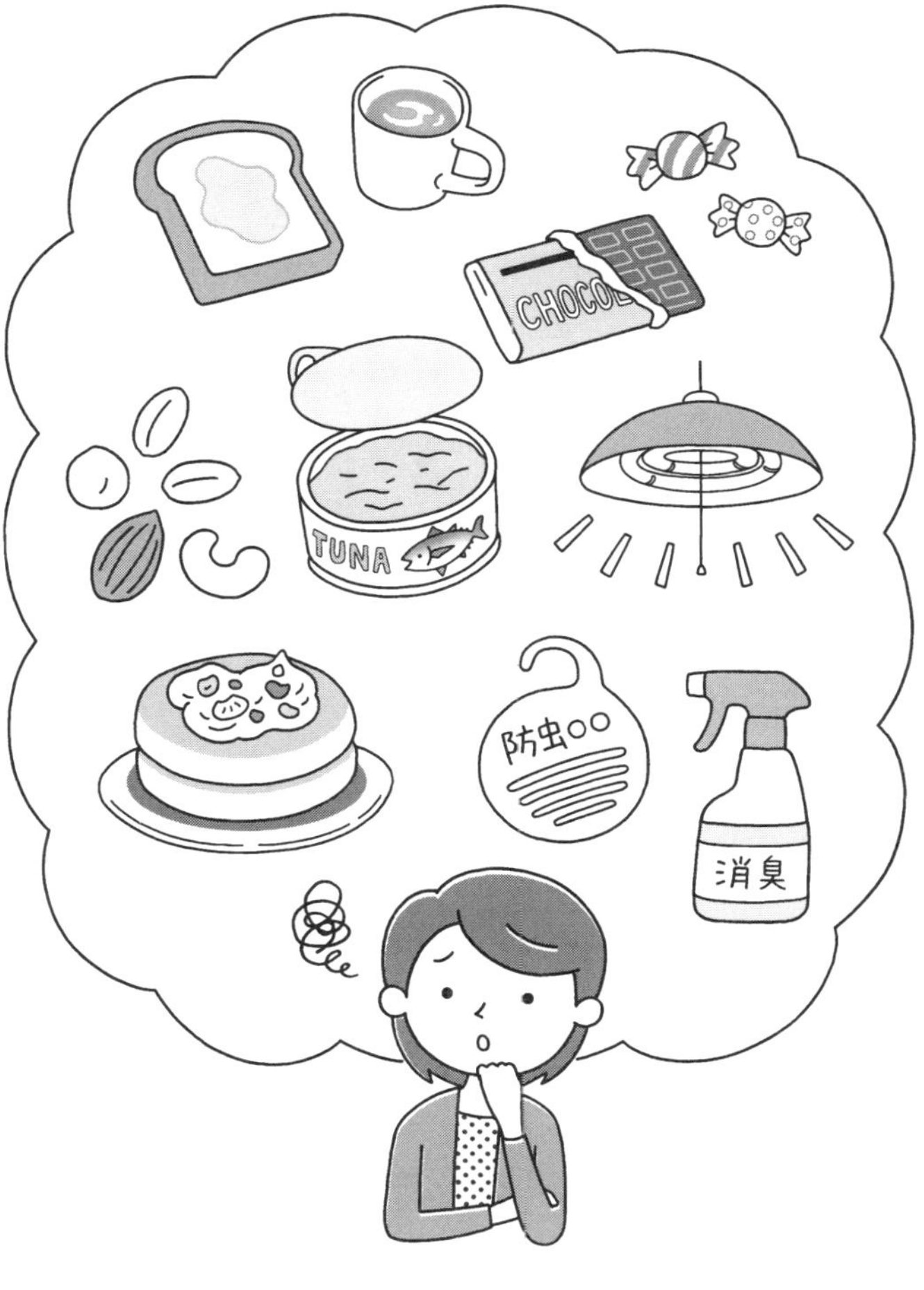

くる」のと同じで、脳にシミがたまる生活をしている限り、根本解決にはなりません。また、たとえ脳にシミ（ゴミ）ができても、排出（掃除）できれば、いくつになっても若々しい脳でいられるわけです。

そこで本書では、最新の医学研究から生まれた**細胞レベルの掃除（デトックス：解毒）で脳がよみがえる方法**を紹介します。

こう言うと難しそうですが、誰でも今日から実践できることばかり。

先にチェックしていただいたような**いつもの生活習慣を「やめるだけ」**で、み**るみる元気になり、頭がクリアになっていく**のを実感できるはずです。

スクエアクリニック院長　本間良子

目次

はじめに

第1章

その認知機能低下は「脳のシミ」が原因だった

——老廃物や毒素の〝排出〟が脳の働きを上げるカギ

第2章

副腎を元気にするデトックス生活が、脳の老廃物《〈アミロイドβ〉》を排出する！

――ついに突き止めた！ 解毒で脳が若返るメカニズム

第3章

脳からシミが消える9つの生活習慣

――脳に悪いものを「入れない」「出す」が大事

第4章

細胞から脳をスッキリ！クリアにする12のルール

――この栄養が足りなければ、脳細胞は活性化しない

第5章

「ためない」体になると、老けない、ボケない、疲れない！

――ケース別 習慣を変えるだけで、生まれ変わる

エピローグ

健康と豊かさを手に入れる「引き算」の生き方

本文デザイン・DTP　岡崎理恵
本文イラスト　瀬川尚志
編集協力　樋口由夏

第1章

その認知機能低下は「脳のシミ」が原因だった

——老廃物や毒素の〝排出〟が脳の働きを上げるカギ

誰でも若々しく「冴えた頭」は手に入る！

認知症の患者が増え続けています。

厚生労働省によると、２０２５年にはその数は７００万人を超えると発表されています。この数字は、65歳以上の人の５人に１人が認知症になるという計算です。

認知症はなぜ増え続けているのでしょうか。

答えは単純で、私たち人間が長生きになり、年を重ねていくうちに脳の機能が低下していくからです。

では、年をとれば誰もが認知症になるのでしょうか。

そうではありませんよね。

年をとっても元気な人、イキイキとして若々しい人がいます。見た目だけでなく、頭の回転も速く、いかにも「冴えて」いる人もいます。

この人たちは一体、何が違うのでしょうか。

本書ではこの秘密を解き明かし、誰もが実践できる方法を紹介していきます。

高いお金をかけてアンチエイジングをしなくても、選ばれしスーパーマン（ウーマン）でなくても、大丈夫です！

まずは、認知症の原因から解き明かしていきましょう。

共通点は、脳にシミ成分（老廃物）がたまること

認知症の中でもアルツハイマー型認知症、レビー小体型認知症といわれるもの、そしてパーキンソン症候群など認知症以外の脳神経の病気（脳の神経変性疾患）には、ある共通点があります。

それが「脳にシミがあること」。

具体的には、脳に「アミロイドβ《ベータ》」と呼ばれるたんぱく質がたまり、それが正常な

神経細胞を壊し、脳の萎縮が起こるのです。これを「アミロイド仮説」と言います。

つまり、脳の神経変性疾患の原因には等しくこのアミロイドβという「シミ」があり、それが脳のどこにできるかによって病態が違うだけなのです。アルツハイマー型認知症、レビー小体型認知症などの病名は、後からつけられただけであって、原因はすべてこの「シミ」にあります。

（※血管障害によって認知機能が低下する場合も基本的には同じ。近年の研究で、アミロイドβは血管の壁にも蓄積し、血管の働きが悪くなることによって、小さな脳梗塞や脳出血を起こしたり、老廃物を排出しにくくすることもわかってきました。）


さて、原因がわかれば治療ができる！　ということで、今までアミロイドβを取り除くために世界中でさまざまな治療の研究、開発がされてきました。アミロイドβを除去すればハッピーになれる、と誰もが思ったのです。

ところが実際に、アミロイドβを除去しても、病気はまったく治りませんでした。

そう、アミロイドβの除去をゴールにすることが、間違いだったのです。

肌のシミだってそうですよね。肌のシミをレーザー治療で除去しても、それで終わりではありません。また紫外線を浴び続けたらシミはできてしまいます。

脳のシミは肌のシミより厄介《やっかい》で、見えないだけに、除去するほどたまっているかどうかもわかりません。

たとえ除去できても、またシミができてしまえば除去しなければなりません。それどころか、肌と違って、またシミができたことすらわからないのです。これではイタチごっこですよね。

そこで、アメリカ抗加齢医学会では、アミロイドβを除去することに躍起になるのではなく、「なぜアミロイドβがたまってしまうのか」「ためない体をどうつくるか」にシフトしてきています。

つまり、今や「シミをとる」のではなく、「シミをためない」「シミを出せる体にする」ことが新常識になっているのです。

ちなみに、脳のシミであるアミロイドβは褐色の物質で、リポフスチンといわれるたんぱく質と脂質の混合物です。見た目も中身も、皮膚のシミと似ています。

ただ、先述したように脳のシミは「見えない」うえに脳という「繊細な場所」にでき、さらにシミがたまれば重篤な症状につながるところが大きな違いなのです。

ノーベル賞でも話題！世界が注目する「ためない体」

前項で話をわかりやすくするために「シミ」と言いましたが、これは老廃物やゴミ、毒素と言い換えても同じです。

今、いかに毒素をためないようにするか、そして毒素を出せる体をつくるかが注目され、それは細胞レベルの話にまでなっています。

2016年、東京工業大学の大隈良典教授は「オートファジーのメカニズム」の新しい研究によりノーベル生理学・医学賞を受賞しました。

オートファジーとは、わかりやすく言えば、細胞を支える掃除システムのこと。人間が生きている限り、細胞内にもゴミがたまります。たとえば傷ついたたんぱく質や細胞小器官、侵入してきた細菌やウイルスなどがそうですね。そして自分がつくり出したゴミによって動きが悪くなってしまうという不都合が生じてしまいます。

オートファジーの役割の一つは、こうした不要なゴミを掃除することです。そしてゴミを掃除するだけではなく、バラバラに分解したあと、再利用します。言ってみれば、細胞内に小さな掃除機があり、リサイクルまでしてくれるというわけです。

私たちがゴミを捨てるときも、「燃えるゴミ」「燃えないゴミ」「ペットボトル」「ビン・缶」などと仕分けしますね。人間の体の中でもこのような仕分けが行われていて、もう一度使えるものはリサイクルをして使えるようにしているのです。

その仕分けができないとどうなるでしょうか。

ゴミを出せずにどんどんたまっていきますね。ゴミがたまった場所が脳であればアルツハイマーなどの認知症に、顔だったらシミにつながるでしょう。

このゴミの分別作業がきちんとされ、ゴミをためないようにするためには、ゴミ袋がたくさん用意され、きちんとゴミを捨てられる体、つまり、ためない体にする必要があるのです。

たとえば脳内の細胞1個1個のレベルで、このオートファジーがうまく機能していなければ、ゴミ、つまりアミロイドβはどんどんたまっていき、やがて認知症につながります。

逆に言えば、オートファジーの研究が進めば、がんや感染症はもちろん、認知症に対しても新たな治療法が生まれるでしょう。

あなたの脳の中を、ゴミだらけの汚部屋《おべや》にしたいですか？

細胞レベルの掃除（本書では解毒《げどく》ということにします）については、第3章で詳しくお話しします。

なぜ、いくら「脳にいい栄養」を入れても効果がないのか

巷《ちまた》では認知症予防に、

「ココナツオイルがいい」

「青魚に含まれるＥＰＡやＤＨＡがいい」

「納豆がいい」

などと言われ、次々にブームになってきました。

でも実際、認知症予防に効果があった、もの忘れがなくなった、とその効果を実感した人はどれくらいいるでしょうか？

いくら「脳にいい栄養」を入れても効果がない理由——ここまで読まれた方には、もうおわかりですよね。

あなたの脳がゴミ屋敷のような汚部屋《おべや》になっていたとしたら？

ゴミや毒素がたまった脳に、いくらいい材料を入れても効果は出にくいのです。

ゴミがたまっていたら、まずきれいに掃除（＝毒素を出す）をします。それ以前に、そもそもゴミをためない努力も必要です。

スッキリとしたきれいな脳になって初めて、「脳にいい栄養」は効くのです。

そう、良い物を入れることより、悪い物を入れない・引くという引き算のケアが大事だったのです！

どんどん頭がクリアになっていく

本書ではアメリカ抗加齢医学会の最新の報告に基づき、これまではとんど言われることがなかった、

「なぜ、シミ成分（ゴミ・毒素）がたまってしまうのか」

「なぜ、シミ成分（ゴミ・毒素）を出せないのか」

にアプローチします。

そして、たまらない体、出せる体になる実践的な方法をわかりやすく紹介していきます。

目先のゴミを取り除く治療では、根本的な解決にはならないことは、もうおわかりいただけたと思います。

私たちのクリニックでも多くの患者さんの相談に乗ってきましたが、原因を入れな

い、ためない治療で、脳がスッキリ、クリアになった方はたくさんいらっしゃいます。

まだ30代の女性の患者さんの例を紹介しましょう。

その方は仕事が大好きで、もっと仕事をしたいのに、もの忘れがひどく、記憶力が低下して頭がボーッとしてしまうと訴えます。このような状態を「ブレインフォグ」と言います。フォグ＝霧ですが、文字通り、脳に霧がかかったような状態になってしまい、認知機能が下がってしまうのです。

ブレインフォグは20代でも30代でも起こります。大脳辺縁系《だいのうへんえんけい》に強いストレスを受け、海馬という記憶や学習に関連する部位の動きが鈍ってしまうのです。

たとえば本を読んでもその内容が頭に入ってこない、読んだそばからその内容を忘れてしまうといったことも起こります。

その患者さんも、仕事が思うようにできないのがもどかしくて仕方がないと訴えていました。ところが治療をすると、みるみる元気になっていきました。2、3週間後から、仕事をしていても頭が冴えていることが実感できるようになり、「脳はキレッキレ」の状態になったそうです。

診察室のドアを開けるなり、私たちに「先生、世界を掌握できそうです」と満面の笑顔で教えてくれました。笑い話のようですが本当の話です。


また、笑い話ついでにもう一つの例も紹介しましょう。

ある50代の女医さんも、仕事が処理できないと訴えてクリニックにいらっしゃいました。非常に有能な方なのですが、医師としての仕事に加え、学会のための論文の準備やその他の雑務に追われ、オーバーワーク気味。疲れきって仕事が回らなくなってしまったのです。

その方の治療後の変化も見ものでした。イキイキとした表情で見た目も明らかに若返った様子で、「無敵の体を手に入れました！」と報告してくれました。私たちは「それは何よりです」と申し上げました。こんなふうにユニークな表現で話してくれるのは、頭がクリアになった証拠です。

頭が回るため、表現が豊かで、語彙《ごい》も増え、診察室で私たちを楽しませてくれるのです。

もちろん、ご紹介したお二人が特別なわけではありません。このように、**頭がクリアになっていく人が続出する**のです。どなたも、初診のときは「だるいです」「疲れています」しか言えなかった人たちが、です。

肌にシミがない人はボケにくい!?

失礼な言い方かもしれませんが、久しぶりにお会いした人を見て、急に老《ふ》け込んでいて、「この人、大丈夫だろうか」と心配してしまうこと、ありませんか?

私たちが何をもって〝急に老けた〟と判断するかというと、シミやシワなどの見た目ですよね。

私たち人間は、経験的に知っているのです。シミが老化や病気のサインだということを。その証拠に、がんの患者さんはシミとシワが非常に増えます。もちろん抗がん剤の影響もあるかもしれませんが、「病気になると見た目が老ける」。これは誰もが知る事実です。

逆にシミもシワもなく見た目も美しく若々しい人は、往々にして話し方も理路整然としていて、お年を召していても、ボケなどとは縁遠い印象を受けます。私たちは老人ホームでも往診をしていますが、肌がツヤツヤの高齢者は、とても元気で頭もはっきりしていらっしゃいます。

皮膚にシミが多い人は、脳にもシミが多い。こう言い切ることにはいささか抵抗がありますが、皮膚にシミが増えるような生活をしている人は、脳にもシミが多い可能性は高いでしょう。

皮膚にシミができる大きな原因は紫外線の影響ですが、要は「抗酸化力の低下」です。酸化は老化の大きな原因ですから、抗酸化力が落ちれば老けるというわけです。皮膚のシミに気づいた時点で、内臓や脳にも何かしらの障害が起きつつある（起きている）ことを示唆しているのです。

脳のバリアが破れて毒素が入り込む恐怖

皮膚の話をしましたが、皮膚というものは本来、何かが簡単に染み込む組織ではありませんね。たとえば皮膚にインクを垂らしても、インクが体内にどんどん吸収されてしまうことはありません。

細胞と細胞には、それをつなぐ「タイトジャンクション」という接着剤のようなものがあります。

たとえばアトピー性皮膚炎のお子さんの皮膚は荒れています。これは皮膚の細胞のタイトジャンクションがゆるんでいる状態です。つまり、毒素が入りやすい状態なのです。

ですから荒れた皮膚からは異物が侵入しやすくなるため、アレルギーを起こしやすいことがわかっています。

「リーキーガット症候群（腸もれ症候群）」という名前を聞いたことがありませんか。

こちらは「腸」に起きている症状です。腸の粘膜の炎症が進み、腸の細胞をつなぐタイトジャンクションがゆるんで、腸管壁に穴が開き、腸もれを起こしている状態です。

実は、皮膚や腸に起きているのと同じことが脳にも起こっていると言ったら、驚かれるでしょうか。

脳の細胞と細胞をつなぐタイトジャンクションがゆるみ、本来なら脳に不必要な要素が入りやすい状態になっているのです。


皮膚のタイトジャンクションがゆるんでいる状態を「リーキースキン」、腸のタイトジャンクションがゆるんでいる状態を「リーキーガット」というのに対して、脳のタイトジャンクションがゆるんでいることを「リーキーブレイン」と言います。言い換えれば「脳のダダもれ状態」が起きているのです。今、リーキーブレインの状態にある人が増えているのです。

そして、これは防ぐことができます。

リーキープレインに関して、詳しくは第2章でお話しします。

脳のシミを排出する生活習慣があった

この本を手に取っていただいているのは、何かしら認知症か、それに近い症状に悩まされている人、あるいはご家族など身近な人にその可能性がある人だと思います。

まだ認知症を発症していないにしても、もしもあなたやあなたの家族が今、もの忘れ、集中力低下、イライラ、判断力低下、不安感、うつなどに悩まされているとしたら、「脳のシミ」がたまり始めているのかもしれません。

脳のシミは昨日や今日、たまり始めるわけではありません。

認知症と言ってしまうと、70代、80代の病気のイメージがあります。若い人はもちろん、中年期の人にとっても、はるか先の話、まだまだ大丈夫、想像すらできない、というのが本音でしょう。

でも、それは残念ながら自覚がないと言わざるをえません。

認知症対策は60代から心配し始めるものではありません。40代、いや20代、30代から対策を始めるべきなのです。

認知症対策と言われてピンとこないなら、「一生涯、いかに脳が〝いい〟状態で使い続けられるか」と考えてみてください。

一生、死ぬまで「優れた脳」「切れ味がいい脳」「冴えわたった脳」でいたいと思いませんか？

脳がきれいな人は認知症になりません。

本書で紹介する食事や日常生活を送れば、それは可能です。

認知症にならないどころか、仕事、趣味、家事などにおいて、今の自分の脳が100％のパフォーマンスを発揮できるようになります。

多くの人は、自分の脳を〝安く〟見ています。これが残念でなりません。

こんなに素晴らしい脳なのに、半分もパフォーマンスを発揮していないのです。

せっかくの素晴らしい脳を、最後までイキイキと、とことん使ってみませんか。

第2章

副腎を元気にするデトックス生活が、脳の老廃物《アミロイドβ》を排出する！

——ついに突き止めた！　解毒で脳が若返るメカニズム

たまる体・出せない体は「副腎疲労」が原因？

では、「たまらない体」「出せる体」にするためには、どうすればいいでしょうか？

私たちのクリニックには認知症状やうつ症状で訪れる方や、発達障害のお子さんがたくさんいらっしゃいます。そういった方たちを診察すると、副腎《ふくじん》が疲れていることが多いのです。

「副腎が疲れている」と聞いても、ピンとこない方も多いかもしれませんね。

ここで、少し私たちの話をさせてください。

私たち夫婦は、今から約10年前に神奈川県の川崎市で日本で初めての「副腎疲労（アドレナル・ファティーグ）外来」を開設しました。当時は医師たちにさえ、「副腎疲労」という概念はほとんど知られていませんでした。

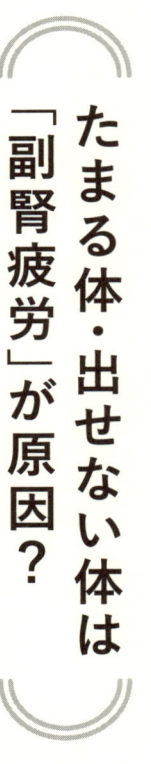

副腎とは何でしょうか。

副腎は、腎臓と同じように左右2つあり、腎臓のすぐ上にちょこんと乗っかるような形で存在しています。大きさはクルミほどの小さな臓器ですが、その働きは生命そのものに関わっていると言っても過言ではありません。

副腎は、「ホルモン」を生産・分泌している内分泌器官です。そのホルモンの数は、実に50種類以上！

ホルモンを生産、分泌する内分泌器官は、副腎のほかにも甲状腺、卵巣や精巣、すい臓、脳にある下垂体《かすいたい》や松果体《しょうかたい》などがあります。副腎はその中でも、ホルモン分泌の土台となっています。

土台である副腎が崩れれば、全身のホルモンが総崩れになってしまうほどの重要な臓器です。小さな臓器ですが、担っている役割はとてつもなく大きいのです。

その副腎が「疲れきって」いる人が増えています。

現代人は、絶えずさまざまなストレスにさらされています。そのストレスを体内でコントロールする臓器こそ、副腎です。

副腎がつくるホルモンの中でもスーパーホルモンと言えるのが「コルチゾール」です。コルチゾールは別名「ストレスホルモン」と呼ばれ、ストレスに対抗して体を守り、回復させる働きがあります。

副腎が元気になれば、脳まで元気になる

現代人は、コルチゾールを分泌しすぎています。それは、数多くのストレスにさらされすぎているからです。

太古の昔、狩猟生活の時代は、飢餓と外敵との闘いが最大のストレスでした。外敵の前ではストレス反応を起こし、コルチゾールが大量に分泌されていたことでしょう。

その代わり、穏やかに安らげる時間もたくさんあったはずです。言ってみれば、メリハリのある生活だったはずなのです。

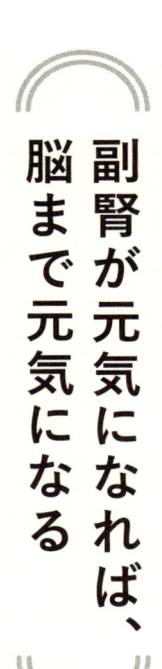

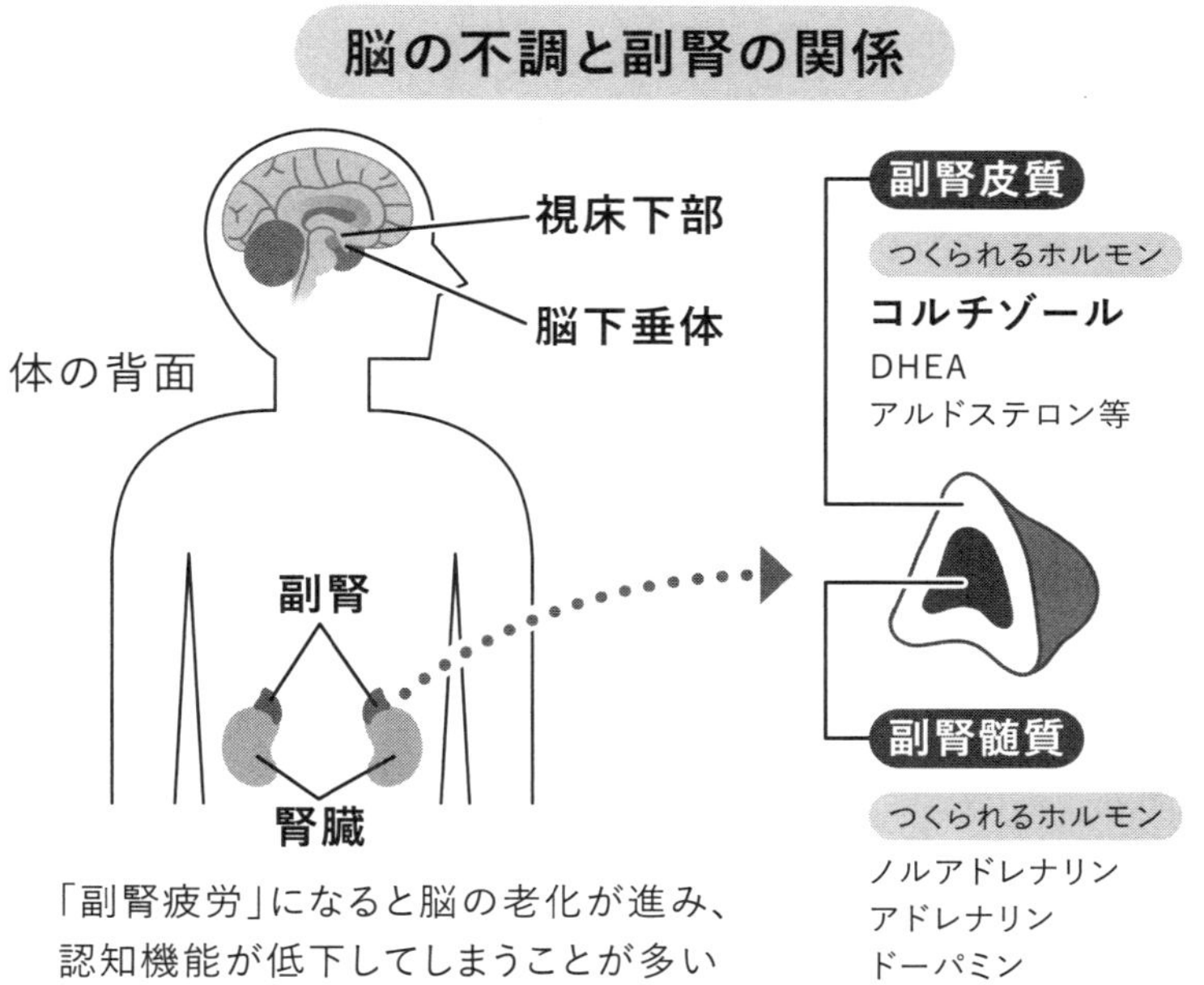

「副腎疲労」になると脳の老化が進み、
認知機能が低下してしまうことが多い

ところが現代は、狩猟時代のような生死を分けるストレスがなくなった代わりに、多種多様なストレスに「常に」さらされ続けています。

私たちが過度なストレスにさらされると、コルチゾールを盛んに分泌し、ストレスに対抗しようとし続けます。すると、働きっぱなしの副腎は疲れ切ってしまいます。ぐったりと疲れた副腎はやがて、機能しなくなってしまうのです。

これが副腎疲労です。

副腎の機能が衰えると、さまざまな老化症状が表れます。

それはコルチゾールが老化に伴う疾患や症状（体内で起きている炎症反応）に対して、いつでも駆けつけて対処してくれるホルモンでもあるからです。

うつ、体力・気力の低下、不眠、更年期障害、便秘などの腸のトラブル、糖尿病、高血圧、メタボ、肌や髪の衰えなど、体の中の老化から見た目の老化まで、見事に副腎が関わっています。

そしてもちろん、**副腎疲労はもの忘れや思考力、認知機能の低下にも深く関わっています。**

副腎疲労の治療には段階があります。詳しくは後述しますが、まず第一に行うのは、体に悪い食べ物や毒素を入れないだけという非常にシンプルなケアなのです。

治療だからといって、体にいい治療薬を服用したり、栄養を入れることよりも先に、この「引き算」のケアを行います。

引き算のケアだけで、苦しんでいた症状がかなり改善される人が多いのですが、治療の過程で私たちは気づいたのです。**副腎のケアをするだけで、**患者さんを苦しめていた症状が消えるだけではなく、**脳までもが元気になり、心が穏やかになっていくこと**を。

逆に言えば、副腎のケアなしに、脳は変われるものではありません。副腎が元気になれば、脳が変わります。自然に心も体も若返ってくるのです。

副腎疲労で海馬が傷つき、記憶力や認知機能が低下するメカニズム

第1章で、まだ若い女性が「ブレインフォグ」といって、脳に霧がかかったような状態になり、認知機能が下がってしまった例を挙げました。

このように、副腎疲労の状態に陥ると、年齢にかかわらず、もの忘れや思考力、記憶力が低下して、物事を筋道立てて考えられなくなるなど、認知機能の低下が見られることは少なくありません。

夫の龍介も長年「副腎疲労」を患っていました。

当時は精神的に落ち込み、ベッドから起き上がれないほどの状態でしたが、いちばんひどい状態のときの記憶はまったくないと言います。アメリカのカリフォルニアまで赴き、ドクターの治療を3～4時間受けたにもかかわらず、そのときの記憶がないのです。

過剰なストレスがかかると、副腎がそのストレスに対応しようと手いっぱいになってしまい、脳の記憶を司る海馬の機能を抑制してしまいます。

よく、とてもつらかった記憶や、大変だった時期の記憶が飛んでしまう、なぜかそのときの記憶だけすっぽり抜け落ちている、ということがありますね。これも同じ状態です。

日常的にストレスがあると、副腎がそれに対応しようとコルチゾールをどんどん分泌し、その量が増えていきます。**コルチゾールの量が増えると、そのこと自体が海馬を傷つけ、「記憶する」という最も大切な機能を落としてしまうため、認知機能が低下してしまう**のです。

なお、ブレインフォグは高齢者に多い認知症とは違い、一時的、一定の期間に認知機能が低下している症状です。

このように副腎疲労の人は、脳機能が低下してしまう人が多いのですが、治療の結果、脳がスッキリしていきます。

腸壁に穴が!? 「腸もれ《リーキーガット》」が脳にも悪影響

副腎疲労のほとんど、いや、全員に見られる症状が、腸トラブルです。

自覚症状があるかどうかは別として、副腎疲労がある人に腸トラブルあり、と言い切れます。

便秘や下痢《げり》、お腹にガスがたまりやすい（おならが出やすい）……これらはみんな、副腎が弱ったことで起こりやすい腸のトラブルです。

誤解されがちですが、コルチゾールの量は分泌過多でも分泌不足でも問題を起こします。副腎が疲れきってコルチゾールの分泌量が不足すると、胃腸の粘膜組織の修復がうまくできなくなってしまうのです。それに加えて、消化酵素も出にくくなるため、便秘や下痢、胃炎などにも結びつきやすくなります。

腸のトラブル、と書いていますが、具体的に起きているのは、小腸の炎症です。栄養を吸収する場所である小腸に炎症が起きていると……そう、いいものをとってもプラスにはなりません。

いくら食生活を改善したり、体にいいものをとり入れようとしても、腸から栄養を吸収できなければ、まったく意味がなくなってしまいます。

「腸の調子を整えるために、食事には気をつけています」

と言う方がいます。話を聞くと、食物繊維や発酵食品を一生懸命とっていらっしゃいます。

でも、腸の調子を整えたいのなら、まずは栄養を十分に吸収できるように、小腸の炎症をなくすことがいちばんに優先されるべきなのです。

詳しくはあとで説明しますが、小腸の炎症を起こしているのはカンジダと呼ばれる

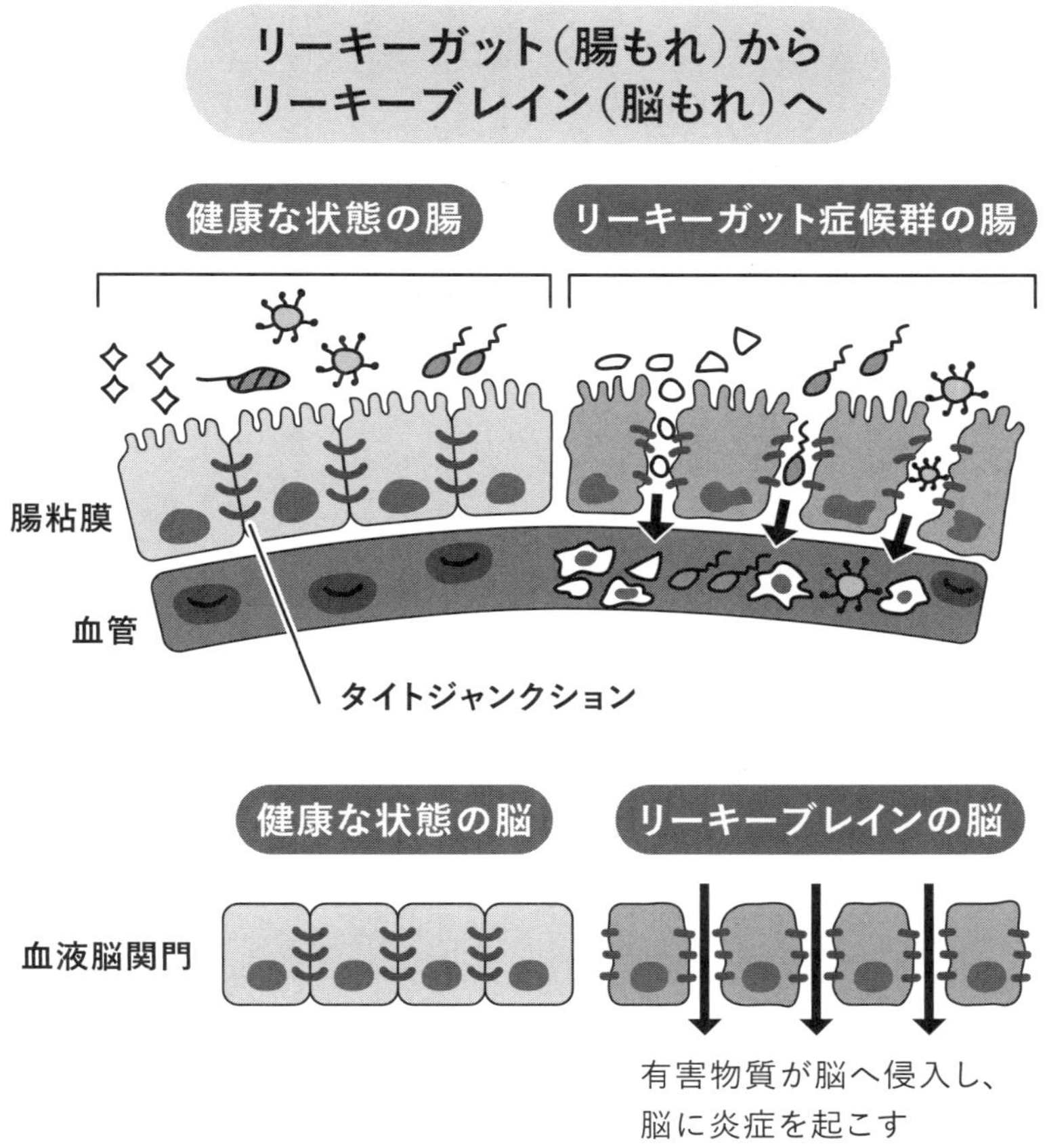

食事などが原因で腸の粘膜が炎症を起こすと、タイトジャンクション（細胞同士の接着剤）がゆるみ、有害物質を通してしまう。それが血流に乗って脳へ。血液脳関門（脳のバリア機能）のタイトジャンクションがゆるむと、脳内に炎症を引き起こし、認知症やうつなど脳神経疾患の引き金に。

カビ類や細菌です。

炎症を起こした小腸では、腸の粘膜が傷つき、細胞と細胞をつなぐ接着剤の役目を果たすタイトジャンクションがゆるんで、腸管壁に穴が開き、腸もれを起こします。

この状態を「リーキーガット症候群（腸もれ症候群）」というのは、第1章で説明した通りです。そして、この「腸もれ」は、そのまま「脳もれ」につながっていきます。「リーキーガット」の症状がある人は、もれなく「リーキーブレイン」の症状も見られます。

つまり、**腸の状態が悪い人は、脳の状態も悪い**ということなのです。

脳のダダもれの犯人は小麦

細胞と細胞の接着剤であるタイトジャンクションをいい状態に保つことは、認知症予防において非常に重要です。

いい状態のタイトジャンクションとは、接着剤がちょうどよく効いている状態、適度にオープンしたり、クローズしたりする状態とでも言えばいいでしょうか。

要するに、いい栄養は入れなければなりませんし、有害なものは入れてはいけませんよね。これがゆるみきってしまったら、なんでもじゃんじゃん入ってきてしまいます。

では、なぜタイトジャンクションがゆるんでしまうのでしょうか。

「リーキーガット」にも「リーキーブレイン」にも関与しているのがグリアジンです。

グリアジンとは、小麦などの穀物に多く含まれるたんぱく質、グルテンの構成成分の一つで、タイトジャンクションをゆるめてしまう犯人なのです。

グリアジンが細胞膜に刺激を送り、細胞からゾヌリンという成分を分泌させます。

ゾヌリンには、細胞と細胞の隙間をあけ、通過をよくする作用があります。これは本来、悪いことではありません。隙間をあけることによって必要なものを入れる働きがあるからです。

ところが、毎日のように小麦をとり続けることによって、ゾヌリンが刺激され続けると、なんと、この隙間があきっぱなしになってしまうのです。すると、その隙間から、本来は入ってほしくないような有害物質やバクテリアまでもが入ってきてしまうのです。

この状態が、まず「小腸の粘膜」で起きています。これが、「腸もれ」＝リーキーガットの状態です。

ゾヌリンの影響は腸だけにはとどまりません。血管に入ったゾヌリンは、血流に乗って脳にまで到達します。

脳には本来、血液脳関門と呼ばれる関所のようなものがあります。血液脳関門とは、脳の間の物質が簡単に脳血管に入らないように、脳を守ってくれるバリアです。脳はとても重要な臓器なので、必要なものだけ入り、不要なもの、危険なものは入らないようになっているのです。

もちろん、脳の細胞と細胞にもタイトジャンクションはあります。

血液脳関門も一枚岩ではありません。やはりつなぎ目はあります。ところがそのつなぎ目にゾヌリンが作用すると、関門があるにもかかわらず、そのゲートは開かれてしまうのです。

これが「リーキーブレイン（脳もれ）」の仕組みです。

リーキーガットがあれば、血流に乗ってリーキーブレインにつながっていくというわけです。

脳内の炎症が起きる前にできることは何か

今、なぜリーキーブレインが問題になっているのかというと、体（もちろん脳にも）にとって有害なものが身の回りにあふれすぎているからです。

極端なことを言えば、もし有害なものが何もなければ、タイトジャンクションがどんなにゆるくても問題ありません。昔は戸締まりをしなくても泥棒が入ってこなかったのと同じように、門が開ききっていても、そこに「悪いもの」がいなければ問題ないですよね。

でも現代は、きっちり戸締まりをしなければ危険な状態です。つまり、有害なものがありすぎて、門が開ききっていたら大変なことになってしまうのです。門が開きっぱなしで、次から次へと危ないもの、有害なものが入ってきてしまうと、体内では「これは大変だ！」と大騒ぎになります。

免疫細胞が過剰にあふれ、常に危険を知らせるアラームが鳴りっぱなしの状態になるでしょう。すると、脳内では炎症が起こってきます。

炎症は一種の老化現象です。脳内の炎症とアルツハイマーや、脳の炎症と認知機能の低下が深く関わっていることは、すでにいくつもの論文で明らかにされています。

大切なのは、脳内の炎症を起こす前に何ができるか、あるいは、脳内の炎症を起こさないようにするには何ができるか、なのです。

さらには、すでにもれてしまっている脳をもれない脳にすることが重要になってくるのです。

日常生活で「脳もれ」を引き起こす10の原因

本章の最後に、リーキーブレインを起こす10の原因を挙げておきます。

❶ 腸の状態が悪い（小腸の炎症）
❷ グルテンを多く含む食事
❸ 加工食品の過剰摂取
❹ 血糖値が高い状態が続く
❺ 毒素
❻ ストレス
❼ 睡眠不足
❽ アルコール

❾カビ毒
❿ヒスタミン

それぞれがどんな影響を及ぼすか、どう対処すればいいのかについての実践的なことは、このあと、本書で触れていきますが、簡単に説明しましょう。

❶～❸は、いずれも腸の状態が悪くなる、という共通点があります。加工食品は、その中に多く含まれているグルタミン酸が、腸の粘膜を傷つけると言われています。グルタミン酸は本来、血液脳関門を通過しないと言われているのですが、リーキーブレインの状態では、当然、通過してしまいます。

余談ですが、脳内神経伝達物質の一つで、ストレスを軽減したり、リラックス効果があると言われている物質にGABA《ギャバ》があります。GABA入りのチョコレートなども市販されていますが、これ、もし食べて本当に効果があったら、あなたはもれなくリーキーブレインかもしれません。

GABAは、血液脳関門を通過しないものなので、本来、摂取しても効くものではないのです。これが効いてしまったら逆に少し問題です。「最近、GABAをとっても効かないんですよね」と言われたら、「よかったね。脳がもれなくなったね」ということなのです。

❹の血糖値が高い状態も、細胞膜の炎症につながるうえに、腸内環境を悪化させます。もちろん、糖尿病につながりやすくなれば、血管にもダメージを与えます。それ以前に、血糖値が高くなりやすい糖質過多の食事自体も問題になりますが、これについては後ほど述べます。

❻ストレスに関しては、すでにお話ししているように、コルチゾールの過剰分泌につながり、副腎疲労を起こす原因になります。コルチゾールが過剰に分泌されると、そのこと自体が粘膜を傷つけます。毎日のストレスは、血液脳関門を傷つけていき、リーキーブレインにまっしぐら、というわけです。

❼睡眠不足が心身ともに悪影響を与えるのは、もうご存じですよね。人間は寝ている間に体中のメンテナンスを行っています。睡眠時間が短いだけでなく、睡眠の質が悪いと、粘膜の修復が進まなくなります。

ゾヌリンなどの物質が関わらなくても、タイトジャンクションがゆるみやすい状態を引き起こすという報告もあります。睡眠をしっかり取れないことが、そのままもれやすい脳につながっていくのです。

❽アルコールとアルツハイマーの関係については多くの報告があります。一回のアルコールの量よりも、慢性的に飲み続けることで、タイトジャンクションを傷つけると言われています。

❿のヒスタミンは、抗ヒスタミン薬として、アレルギーの薬に配合されているのでご存知かもしれません。

たとえば花粉に反応しやすい状態や、じんましんなど湿疹《しっしん》、アトピーがある状態では「ヒスタミン過剰」になっています。

このヒスタミンそのものが、血液脳関門を傷つけると言われています。

❺毒素と❾カビ毒については、第3章で詳しくお話しします。

原因はいろいろ、でも解決策はシンプル!

「リーキーブレインになる原因ってこんなにあるの?」と思われるかもしれませんね。

でも、すべてはつながっています。

たとえばヒスタミンを分解する酵素は、小腸の粘膜でつくられています。ですから腸の具合が悪い人は、ヒスタミンを分解できず、ヒスタミンが暴走してアレルギー反応が増してくる。だから腸内環境を整えれば、ヒスタミンが適切な量だけ分泌される……というように。

体内のストレスを減らすことは、副腎疲労を回復させることそのものなので、肉体的・精神的・環境要因のストレスを減らしてあげることにつながります。

また、食生活を見直すことが、グルテン、加工食品、血糖値が上がりやすい食事、そしてアルコールの摂取の見直しにつながります。

あれもダメ、これもダメと制限しすぎることはありません。

防ぎ方は非常にシンプルなので、安心してくださいね。一度負のスパイラルにはまってしまうとどんどん悪化してしまう恐れがありますが、逆に、一度いい波に乗ってしまえば、ものすごい勢いでよくなっていきますよ。

次章では、毎日の生活の中でどのようなことができるか、具体的に紹介していきます。

第3章

脳からシミが消える9つの生活習慣

――脳に悪いものを「入れない」「出す」が大事

方法はこれだけ

スッキリした脳、冴えわたる脳をつくるためにできることは、とてもシンプルです。

❶体に負担になるもの、脳に悪影響を与える毒素をなるべく「入れない」
❷毒素はためずに、こまめに「出す」
❸体にいい栄養素を「入れる」

これは、私たちが副腎疲労の患者さんに指導していることと同じ内容です。この3つを心がけることで、副腎が元気になり、脳も元気になるのです。もちろん、どんな人がやっても健康につながる、シンプルな方法だと自負しています。

「入れない」「出す」「入れる」――この中で最も簡単にでき、より重要なのは「入れない」。「入れない」ことは、どんな健康法よりもシンプルで、体に負担もかからず、お金もまったくかかりません。実際、私たちのクリニックでも「入れない」だけで症状が改善してしまった人もたくさんいるのです。

ただ、「入れない」といっても、厳密に調べるわけにはいきませんし、もはや、現代人が体に悪いものを少しも入れずに生きていくことはできません。

そこで次に重要になってくるのが、入ってしまった毒素を「出せる」体です。極端に言えば、どんなに悪いものが入っても、こまめに出せればいいわけです。ただ、出せる能力＝解毒する能力には個人差があります。やはり、毒素はなるべく入れないようにして、出せる体をつくっていくのがベターです。

そのうえで、体にいい栄養素（たいていは不足しています）を入れていきます。

以上をまとめると、不要なものは「入れず」、入ってしまったら「出し」、体にいい栄養素を「入れていく」こと。この方法で元気になると皆さん、「まるで生まれ変わったようです」とおっしゃいます。本当はこんなに元気でタフでやる気にあふれ、頭が冴えわたった自分がいたのだ、と気づくのです。

1 腸の粘膜を傷つけるものを入れない習慣

脳は腸から治す

すべての体の不調は腸が鍵を握っているといっても過言ではありません。

まずは腸の調子を整えることからスタートさせましょう。

腸の調子を整えることが、リーキーガット（腸もれ）を防ぎ、リーキーブレイン（脳もれ）を防ぐことにつながるのは、すでにお話しした通りです。

「ブレインガットコネクション（脳と腸の関係：脳腸相関）」という言葉がありますが、それくらい脳と腸の関係は深いものがあります。

今日の医学では、「脳は腸から治す」という流れになりつつあります。腸をケアすることで、脳は落ち着いてくるのです。

そもそも、なぜ腸が大事なのでしょうか。

腸は食べものに直接触れる臓器です。つまり、食べたものの影響を直に受けやすい臓器なのです。

食べものは口から入り、食道、胃を通って腸に到達します。口から腸、肛門までは、1本のホースのようなもの。ホースの内側が外の空間とつながっているように、腸は体の中にあるように見えて、実は体の外。腸は口から入った食べものを消化・吸収するための外界にある臓器ともいえるのです。

ですから、腸の粘膜を傷つけるものを入れないこと、腸の粘膜を整えることが、外界から身を守るために非常に重要になってきます。

リーキーガットの状態、つまり、腸の粘膜が傷ついている状態は、ちょうど悪いものを捕まえる網の目が粗くなっているのと同じ状態です。

すると、体にいいものも悪いものも、ノーチェックで素通り状態になります。本来、吸収すべきではない細菌や有害物質などの毒素も、簡単に腸壁を通り抜けてしまうのです。

まずは、この3つの食べものを避ける

では、どんなものを「入れない」といいのでしょうか。細かく言えばいろいろあるのですが、ここでは重要なもの3つだけ覚えておけば大丈夫。

❶グルテン（小麦に含まれているたんぱく質）を避ける
❷カゼイン（乳に含まれるたんぱく質）を避ける
❸甘いもの（糖質）を減らす

それぞれ「グルテンフリー」「カゼインフリー」「糖質制限」といった言葉として知っ

ている人もいるかもしれませんね。

グルテンフリーとは、小麦を含む食品を避けることです。グルテンを含む食品は、今、食卓にあふれ返っています。パン、パスタやうどんなどの麺類、ケーキ、クッキー、ドーナツなどの菓子類、お好み焼きや餃子《ぎょうざ》、カレーのルーからフライの衣まで、私たちが毎日の食生活で口にしない日はないくらいです。

また、カゼインは、牛乳、チーズ、ヨーグルトなどの乳製品に含まれています。

甘いものを減らす、といっても、お菓子やスイーツだけではなく、糖質（炭水化物）全般を減らす必要があります。

この3つの共通点は、言うまでもなく、腸の粘膜を荒らし、腸内環境を悪化させることです。

「この3つを避けたら、食べるものがなくなってしまう」

「いったい何を食べたらいいのか」

という声が聞こえてきそうですね。

でも、その効果を考えたら、ほかに代わるものはないと言ってもいいくらいなのです。

まずは2週間試してみてください。

これで腸内環境は劇的に変わります。

医師としての実感では、深刻なトラブルを抱えている人でない限り、8~9割は改善すると言ってもいいでしょう。「入れない」だけで、クリニックを受診したり、高いサプリメントを購入したり、高額な検査を受ける必要がなくなり、自分の体を自分でマネジメントできるようになります。

健康な体を手に入れたら、ちょっとくらいグルテン、カゼイン、甘いものをとってもビクともしない体が手に入るでしょう。それどころか、こういったものを欲しない体になっていく人も多いのです。

2 腸の排出力を上げる習慣

便秘＝腸内に毒をためていること

腸にとって悪いものは「入れない」。これを実践したら、次は「出す」ことです。腸から出す――もうおわかりですね。大切なのはお通じです。

腸が免疫に関わっていることは、かなり知られてきましたが、腸が解毒（毒を出す）において最も重要であることは、実はあまり知られていません。

考えてみたら当たり前のことなのですが、体にとって不要なものは、便《べん》として排泄《はいせつ》されます。本来、体に入れるべきではない毒素も、便としてせっせと排泄してくれているのです。

排泄こそ、最もわかりやすい解毒方法です。

「便秘は、腸内に毒をためているのと同じ」だと言ったら驚かれるでしょうか。もし何日間も便秘が続いていたら、体は「それはもう、一生懸命に毒をためています！」という状態なのです。

便秘は解毒を妨げる強敵です。なんといっても、毒素の7～8割は便から出しているのですから。便秘で毒素が体内にたまっていけば、やがて炎症につながり、アレルギーや疲労感、うつ症状、頭痛、むくみなどの不調として表れてきます。

また、便として排泄されなかった毒素は、体中を回り、やがて脳に到達します。これが脳がスッキリしない、集中力の低下、キレやすいなどの症状にもつながります。

私たちは老人ホームにも往診に行っていますが、ある日訪れると、高齢の女性の奇声が聞こえていました。聞けば、スタッフの女性が、

「もう3日もうんちが出ていなくて。今日出たら静かになると思います」

と言います。そう、便秘はイライラなどの精神症状に大きく影響します。スタッフの方は、経験的に知っているのでしょう。医学的にも明らかで、これも毒素の影響です。

脳と腸の関係については先述した通りですが、実際、認知症状がある人で、便秘ではない人を探すのは難しいともいわれています。逆に言えば、元気な高齢者に聞くと、便通状態も良好な人が多いのです。

腸の解毒パワーはとても大きいものです。そうであるにもかかわらず、皆さん、便秘を軽く考えてしまっているのです。

睡眠不足が便秘を招く

便秘の人の特徴に、「腸が動いていない」ということがあります。

便秘を解消するには、腸の蠕動《せんどう》運動があることが大切です。蠕動運動とは、排泄につながる腸の動きです。健康な人は意識しなくても動くものですが、今腸が動いていない人が多いのです。

これもあまり知られていませんが、睡眠不足は便秘を招きます。

腸の蠕動運動は、睡眠中によく起こります。睡眠時間が短くなれば、蠕動運動の時間も当然短くなり、便秘につながります。

また、寝る直前に食事をすると、腸は消化・吸収のほうに忙しくなり、睡眠をとっても蠕動運動が起こりにくくなってしまいます。

さらに、ストレスが強いと、蠕動運動は止まります。いちばんわかりやすい例は、旅行に行くと便秘気味になることではないでしょうか。これもちょっとしたストレスによるもので、環境が変わったことで蠕動運動が止まってしまうからなのです。

毒素が入ると、蠕動運動も止まりやすくなります。腸が蠕動運動を起こすには、「動きなさい」と指令を出すペースメーカーのような細胞があるのですが、毒素が多いと、この細胞そのものを攻撃してしまうこともあります。

お通じは一日2回あるのが健康のバロメーターです。少なくとも一日1回のお通じを目指してください。「一日2回なんて無理、考えられない」と言う人がほとんどかもしれません。でも、これが本来の人間の腸の解毒システム。「出すべきものは出す」、これが健康な腸の状態なのです。

3 体内に水分補給する習慣

毒出しに水は不可欠

便秘を防ぐためには、前項でお話ししたグルテンフリー、カゼインフリー、糖質制限をして腸内環境を整えることが基本ですが、意外に忘れられがちなのが「水分をとること」。

いくら腸内環境を整えても、ある程度の水分をとらなければ、便はやわらかくなりません。

腸だけでなく、体にとって水はとても大事です。

でも、実際は高齢者でも驚くほど水分をとっていません。

老人ホームでも、多くの方が便秘に悩んでいます。そして、朝からコーヒーを飲まれる高齢者が多いことに驚いています。ポットにコーヒーが用意されていたら、それは飲みますよね。もちろんコーヒーそのものが悪いわけではありませんが、コーヒーには利尿作用があり、飲むと脱水を起こしやすくなる恐れがあります。

先日、老人ホームの認知症外来で、あるご家族がおばあちゃんを連れてこられました。ご家族は認知症を改善させたいと、血流を改善する薬を服用しているという話でしたが、それ以前に、水分摂取のあまりの少なさに驚いてしまいました。

一般に血流を改善する薬を飲めば血流が改善すると思いがちですが、血液を循環させるには体内に「水」が必要です。

皆さん、水がそれほど重要だとは思っていないのですね。そのおばあちゃんとご家族に、しっかり水分摂取をしていただくようお話ししたところ、次にお会いしたときには、かなりシャキッとされていました。

また、便通と同じで、尿を出すこと自体が解毒になります。

毒素のうちの2割は尿から出しています。毒素を巡らせてきちんと排出させるのに、水は不可欠です。ですから水をしっかり飲むことが大切なのです。

皆さんは一日にどのくらい水を飲んでいますか？

一日に飲んでいただきたい水の量は1～1・5リットルです。

これは食事に含まれている水分は含まず、純粋に「水」としてとっていただきたい量です。

多くてびっくりされたでしょうか。もちろん、一度に飲む必要はありません。一日かけて、ゆっくりこまめに飲むことで、デトックス（解毒）効果が高まります。

飲み水はミネラルウォーターである必要はありません。特別ないい水である必要もありません。水道の蛇口に浄水器をつけて、きちんとろ過されたものを飲んでいただきたいと思います。

④ 肝臓の負担を減らす習慣

肝臓は体の「解毒」工場

肝臓という臓器から、何を思い浮かべますか？

肝臓が「アルコールを分解する臓器」だと思っている人は多いかもしれません。それも仕方がないことです。腸と違って、日常生活で私たちが特別に肝臓を意識することはほとんどありません。

せいぜい飲みすぎた次の日に「肝臓に悪いから今日は休肝日にしようかな」と思うくらいでしょう。

でも、肝臓の最も大切な働きはアルコールの分解ではありません。

腸が本当の意味での私たちの「体の入り口」だとしたら、肝臓は「体の出口」にあたります。

肝臓が体の出口である理由は、解毒機能があるからです。つまり、**体の毒を出す出口が肝臓**というわけです。

肝臓は体の解毒工場であり、体に有害な物質を分解して無毒化し、尿や胆汁《たんじゅう》を通して体外に排出しています。

そんな働き者の肝臓ですが、私たちの体内にどんどん毒素が入ってきたらどうなるでしょう？

解毒しなければならないものが多すぎて、肝臓に負担がかかってしまいますね。

肝臓は一日24時間、一年365日、休むことなく働き続けています。次から次へと毒素が入ってくるため、工場はいつでもフル稼働です。

たまった毒が渋滞を起こし、解毒しきれなくなった毒素は体内にまき散らされ、いたるところで炎症を起こしてしまいます。

解毒機能が弱ると、どんなトラブルが起こるか。ざっと挙げただけでも以下のようなものがあります。

倦怠感《けんたいかん》、頭痛や嘔吐《おうと》、内出血しやすい、筋肉痛、関節痛、睡眠障害、途中覚醒、口臭、湿疹、化学過敏症、むくみ、マイナス思考などなど。


解毒工場がパンク寸前になっている最もわかりやすい例があります。

アルコールを飲んだ日の夜、酔っ払ってすぐに寝たにもかかわらず、夜中や明け方に目が覚めてしまうという経験をしたことがある人はいませんか。

これは肝臓がアルコールの解毒で忙しく働いているため、脳が「体が活動中」だと錯覚して、途中覚醒が起きてしまうからなのです。

毒素については、このあと詳しく説明しますが、肝臓が解毒しなければならないのはアルコールだけではありません。

たとえばカフェインや食品添加物、マグロなど大型魚に含まれる重金属、有機溶剤、整髪料や化粧品、殺虫剤、消臭剤、ドライクリーニングなどの化学物質、排気ガスなどなど、たくさんあります。

薬、化学物質、添加物…たまった毒で肝臓は大渋滞！

肝臓の解毒経路は、2段階に分かれています。

1段階目の「フェイズ1」ではチトクローム450という代謝酵素で脂溶性の毒を化学分解しています。

次に、2段階目の「フェイズ2」では脂溶性の毒を水溶性に変換し、尿や胆汁に流す作業をしています。こうして毒素を水に溶ける形にコーティングして、腎臓や胆《たん》のうなどに流して尿や便として排出するのです。

ちなみにアルコールに強い人は「フェイズ1」でのアルコールの代謝酵素を持っている人です。「アルコールに強い人、弱い人」がいるのは代謝酵素の違いです。これは遺伝的に決まっています。

そして病気のために必要だと思って飲んでいる薬も、体にとっては毒なのです。

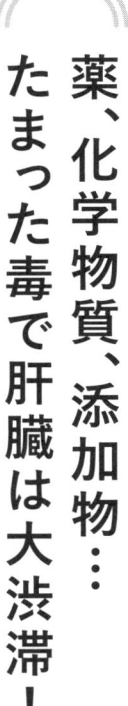

薬もこの解毒経路を通って体外に排出されます。もちろん必要な薬は服用しなければなりませんが、薬は体内で体の不調を解消したあと、すみやかに排出されるわけではありません。解毒される過程で薬の副作用が出ることもあります。

たとえばホルモンは脂溶性です。女性ホルモンのエストロゲンは、通常48時間で水溶性物質に変換され、排出されます。ところが、ピル（経口避妊薬）に含まれるエストロゲンは、自分の体がつくり出すホルモンよりも、排出されるまでに時間がかかると言われています。自分のホルモンだと2日間で排出されるのに、人工のホルモンだとホルモンの影響が約30日もかかるということです。

よく、ピルに発がん性があるといった議論がされますが、これは30日の間に女性ホルモンが発がん物質に変わってしまうからなのです。もちろん、全員ががんになるわけではありません。

先述した「アルコールに強い人、弱い人」がいるのと同じように、女性ホルモンがうまく排出できる人とできない人がいるのです。つまり、解毒能力というのは、その人の体調や、持って生まれた遺伝的なものなのです。

自分の解毒能力を簡単に知ることができない以上、私たちができることは、体に不自然なものはできるだけ体に「入れない」ことだけです。

現代人は出口が限られているのに、体に悪いものを入れすぎています。

肝臓が処理できる能力は限られています（もちろん個人差があります）。肝臓がフル稼働して、解毒工場がストップしてしまったら大変ですよね。

肝臓に元気で働いてもらうためには、毒素をなるべく減らし、肝臓の負担を減らしてあげましょう。

5 皮膚から毒素を排出する習慣

皮膚も重要な解毒器官

体の解毒をしてくれるのは腸、肝臓、腎臓（尿として排出）だけではありません。実は、「皮膚」も重要な解毒器官になります。

皮膚からは、汗などで毒素を排出しています。その割合は、毒素の1％程度です。割合としては低いと思われるかもしれませんが、考えてみてください、皮膚は全身を覆っています。

人間の体の中で一番大きな臓器と言ってもいいのです。

あとで詳しくお話ししますが、毒素の中には重金属や化学物質などがあります。これらは便や尿として排出できますが、**毒素の中でも有機溶剤（殺虫剤、香水、クリーニングの溶剤など）を排出できるのは、皮膚だけです。**

また、最新の報告では、汗からヒ素や鉛も排出されることがわかってきています。美白や保湿に力を入れるのも大切ですが、何よりも「解毒できる皮膚」をつくってください。

解毒できる皮膚とは、汗をかける皮膚ということです。

最近は汗をかくことを嫌がる人が増えています。それに加えて、そもそも汗をかかない（かけない）人も増えています。

体調が悪い人は、汗腺を使うことができず、汗をかくことができません。

汗をかくことは、ある意味、日々の練習によるものです。汗腺に刺激を与えることで汗をかけるようになるのです。日常的に汗をかいていないと、汗をかけなくなります。

クリニックにいらっしゃる患者さんも「汗はほとんどかかないです」とおっしゃいますが、これはせっかく持っている解毒能力を放棄しているのと同じです。

アトピー性皮膚炎の方も、汗をかかない人が多いのですが、これも解毒ができないことと無関係ではありません。

暑い時期にクーラーですぐに汗を引かせてしまうのはもったいないです。もちろん、熱中症になるのはいけませんから、クーラーを上手に使いながら汗をかきましょう。

また、汗が出たらしっかり拭くことがとても大切です。**汗をかいたあとに放置すると、再吸収されてしまい、せっかく出た毒素が元に戻ってしまうからです。**汗をかいたら早めに拭き取りましょう。

入浴は最高のデトックスタイム

「普段から運動をするわけでもないし、汗をかく機会がない」

と言う人は、ぜひ入浴時間を上手に使ってください。

入浴時間は最高のデトックスタイムです。入浴はシャワーで済ませたりせず、湯船につかって、じんわり汗をかくことが大切です。

サウナが好きな人は、無意識に毒素を出そうとしているのかもしれません。ロシアにはバーニャといわれるサウナがありますが、極寒に暮らすロシア人も、無意識のうちに外からの刺激で汗をかく大切さを知っているのでしょう。

肩までしっかり浸かるのがつらい人は、半身で構いません。できれば10分以上は浸かり、デトックスタイムとして有効に使ってください。

入浴時に湯船に重曹を入れると発汗作用を促してくれます。本間家でも湯船には重曹（ただしアルミフリーのもの）を入れていますが、美肌効果もあり、お風呂のお湯がやわらかくなるような印象を受けます。

重曹のほかにおすすめしているのが「エプソムソルト」。「ソルト」という名前はついていますが、塩ではなく、硫酸《りゅうさん》マグネシウムです。

「エプソムソルト」は、欧米で3000年前から解毒の作用があるとされ、入浴剤として使われています。

発汗作用があるだけでなく、マグネシウムが皮膚から吸収されるので、ミネラルを

補えることになります。すると、神経的に落ち着き、体も温まり、よく眠れるようになります。なおかつ血管拡張作用もあり、解毒効果も高いのです。風呂釜を傷めず、サビることもなく、追い焚きすることもできます。

日本でも大きな薬局やインターネット通販などで、比較的安価に入手できます。

また、体調が悪い人は汗をかかないだけでなく、汗をかくこと自体を嫌います。これには本人も気づいていない理由があります。

汗をかくと、それによってミネラルも排出されてしまうからです。とくにクリニックにいらっしゃるような不調を抱えている方は、ミネラルを再吸収しにくい状態になっているので、汗をかくとミネラルが失われ、体調を崩してしまうのです。

だからといって汗をかかなければデトックスできませんよね。ですから、ミネラルを補充しながら汗をかかなければなりません。

エプソムソルトを使ってミネラルを補いつつ入浴したり、水を飲むときに少量の塩を入れて水分補給をしたりするといいでしょう。

6 「脳」に影響する住環境を整える習慣

カビ・ダニより怖い！「寝室」の有害物質

住環境がどれだけ体に影響を与えているかについては、実はまだほとんど知られていません。

「カビが出ないように空気清浄機は欠かせません」

「ダニ対策のために掃除はこまめにしています」

という人は多いかもしれません。

住環境を整えるというと、ほとんどの人がカビ・ダニ対策で満足しているのです。

もちろん、カビ・ダニ対策も大切ですが、もっと悪い影響を与えているものが多いことを誰も知りません。

しかも、カビ・ダニはアレルギー対策として行っている人が多いかもしれませんが、ここでお話しする住環境は、「脳」に影響を与えてしまうのです。

まず住環境でいちばん先に整えていただきたいのが寝室です。

寝室をいかにきれいにするか……何せ、一日8時間睡眠をとっているとしたら、寝室は一日の3分の1近くを過ごす場所です。

私たちの身の回りには毒素（有害物質）があふれているのは今まで述べた通りですが、寝室にも意外なところに（しかもとても近くに！）有害物質があふれているのをご存じでしょうか。たとえば、

・ベッドのマットレス
・ウレタン
・カーテン

寝室にあるものばかりですよね。これらの何が危険かというと、「難燃剤」です。

難燃剤とは、文字通り、燃えにくく、炎が広がらないようにするための薬剤で、ポリ臭化ジフェニルエーテル（PBDEs）と言います。

この薬剤の影響をざっと挙げただけでも、**GABA低下（落ち着きがなくなる、不安になる）、解毒物質であるグルタチオン低下、ミトコンドリアのダメージ**（後述しますが、**エネルギーを産生しにくくなる**）などです。

高層マンションなどのカーテンでは、難燃剤が添加されたカーテンでなければいけないという決まりがあるところが多いそうです。

ベッドのマットレス、絨毯《じゅうたん》なども同様ですが、基本的に燃えにくい素材になっていれば、使うほうは安心しますよね。

消費者が実際に今、求めているのは安全性・安心感ですから当然です。でも、本当の意味でそれが安全なのかどうかということを、ここであえて言いたいのです。

火事になりにくい安全か、毒性を体に入れない安全か……。

とくに寝具は体に長時間密着させるものです。カーテンや絨毯も体に触れるものです。個人差はあるものの、毎日の生活の中で、その影響はどれほどのことになるのか計り知れません。中には、ウレタンのマットレスの種類によって、脳に影響を与え、自閉症の子どもが増えると言っているドクターもいるほどです。

ちなみにＰＢＤＥｓは安い子ども服にも使われていることが多いようです。

室内に観葉植物を置く

寝室に限らず、室内の空気にはあらゆる化学物質が含まれています。

難燃剤以外にも、建築材料や家具など、揮発して室内の空気に含まれる化学物質（ＶＯＣ）は、数十種類、場合によっては数百種類を超える物質が検出されます。

もう化学物質は、私たちの暮らしと切っても切れないほどの量があふれています。

もちろんそのほとんどは微量であるため、私たちはその存在には気づかず、自然に呼吸をして毎日暮らしています。

しかし、一つ一つは微量でも、その種類は把握できないほどたくさんあります。1種類の毒素に対して私たちが解毒できる量は決まっています。残念ながら、毒素は1対1対応ではありません。私たちは同時に多くの毒素が存在する中で暮らしていて、しかもその毒素を解毒できるかどうかも、個人差が大きいのです。

たとえば「この毒素については大丈夫」とわかっていても、その量はどうなのか、さまざまな毒素が同時に存在したらどう影響するのか、常に複合的に考えなければならず、誰一人として「大丈夫」と言える状況ではないのが現実です。

換気をすればいいのでは、と思われるかもしれません。

しかし、窓を開ければ自動車が走り（排気ガス）、外気には室内以上の有害物質が含まれています。窓を開ければ緑しか見えないくらいの自然に囲まれた環境に暮らさない限り、換気をしても逆効果になるのが現状なのです。

でも、絶望的になることはありません。

私たちがおすすめしているのは、室内に観葉植物を置くことです。植物は空気を浄化すると言われていますが、これは真実です。

見た目にもいいですし、簡単にできますね。

NASA（アメリカ航空宇宙局）は閉鎖空間の研究をしているため、**毒素を吸着してくれる植物**をいくつか発表しています。その中から紹介しましょう。

・ドラセナ

「幸福の木」という呼び名で知られていますね。実際に置いておくと、たくさんの有害物質（とくに有機溶剤）を取ってくれます。本当に文字通りの幸福の木なのです。

・サンセベリア（サンスベリア）

ホテルのロビーなど人が多く集まる場所でよく見かける植物です。毒素を吸着する力が強いので、その効能を知らなくても、無意識に置いてしまうものなのかもしれません。

寝室に空気中の有害物質《毒素》を吸着してくれる観葉植物を！

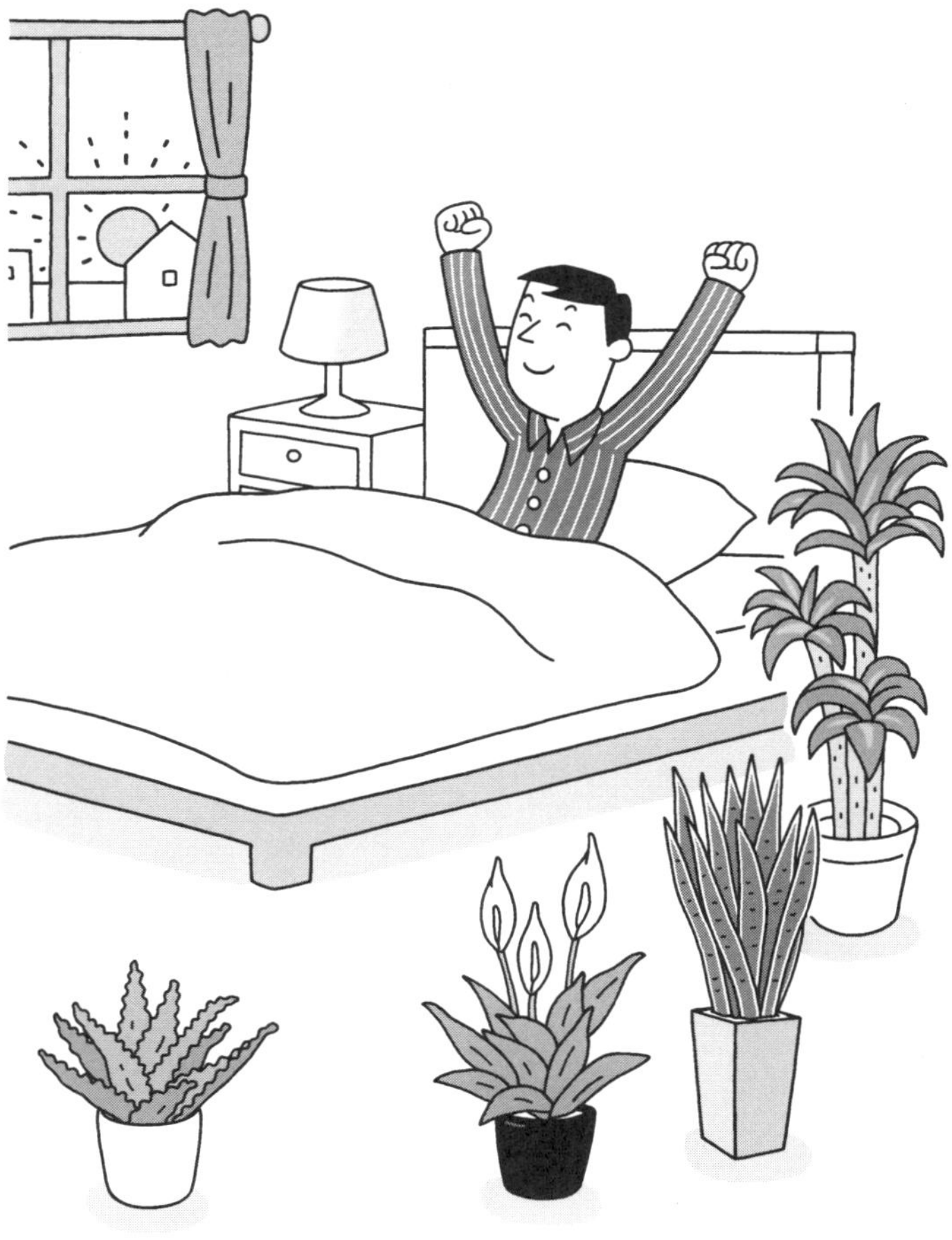

・スパティフィラム

白い花穂が美しく、よく見かける植物です。有機溶剤を吸着してくれます。

・アロエベラ

ホルムアルデヒドやベンゼンなどを吸着すると言われています。

・ヘデラヘリックス（アイビー）

有機溶剤やホルムアルデヒドやベンゼンなどを吸着すると言われています。

これらの植物を置くことは、空気の浄化だけでなく、心の安定にもつながります。

7 有害物質を口から入れない習慣

加工食品に要注意

加工食品を食べないことは、肝臓の負担を減らすことにつながります。

加工食品が体に悪いことは、なんとなく知っていると思いますが、具体的に何が悪いのでしょうか。

最近ではコンビニやスーパーの出来合いのお惣菜でもヘルシーなイメージが定着しています。コンビニでも野菜がたくさん入ったヘルシーな食事がとれる、出来合いのお惣菜でも栄養バランスを考えた食事がとれると思っている人もいるでしょう。

でも、ちょっと待ってください。そこには驚くほどの食品添加物が使われています。

もちろんレトルト食品や冷凍食品、ファストフード、スナック菓子、ハムやソーセージなどもそうです。

食品添加物は本来、自然界には存在しない「不自然なもの」です。これを解毒するために、肝臓はフル稼働しなければなりません。

食品添加物は、一つ一つは少量でも、いくつも積み重なると多くの量を体内に入れることになります。

また、加工食品にはヒスタミン含有率が高いものが多くあります。

ヒスタミンとは、アレルギー症状を引き起こす原因となる物質です。

ハムやベーコン、ソーセージなどのほか、調理されて時間が経ったものにも多く発生します。**ヒスタミンを含む食材を食べると、皮膚がかゆくなる、湿疹ができるなどの症状のほか、脳にも刺激を与えるので、落ち着きがなくなる、集中力が続かない**などの症状が出ることがあります。

ちなみに野菜などに使われる農薬についても驚くべきデータがあります。国産の野菜は安全という神話がありますが、実は主要国（アメリカ、ドイツ、イタリア、フランス、英国、オランダ、韓国）の農薬の使用量は、日本がいちばん多いのです。単位面積当たりの使用量は、アメリカの8倍近くになっています（OECD database:Fundamental Performance of Agriculture in OECD countries since 1990より）。残留農薬は皮に最も多いため、野菜や果物を食べるときは、きちんと皮をむきましょう。

「カビ毒」対策で脳のトラブルが改善

毒素という意味で今、最も注目されているのがカビ毒です。

カビ毒とは、カビそのものではなく、カビが作り出す化学物質で、人や動物の健康に悪影響を及ぼす毒素を指します。マイコトキシンと呼ばれることもあります。

マイコトキシンを排泄しやすい人と、しにくい人で、非常に個人差があるものです。

カビ毒（マイコトキシン）対策をするとしないでは、体内の毒素の量にかなりの違

いが出てくるのではないでしょうか。

カビ毒がかなり大量に入っているとされるのが、一般に「ヘルシー食品」と言われるナッツ類とドライフルーツなのです。

どちらもカビが生えやすいもの。とくに海外から輸入されるナッツやドライフルーツは、船などで高温多湿のところから長時間かけて運ばれてきますから、かなりのカビ毒に侵されていると思って間違いありません。また、ドライフルーツは発色剤として発がん性があるとされている亜硝酸塩もたっぷり使われています。

ナッツやドライフルーツを食べるなら、国産のものを選ぶのがベターです。最近ではアメリカでもカビ毒が知られてきたので、ナッツ類は小包装で、湿度が管理されたもの、なおかつ防腐剤が使われていないものを選ぶ人が増えています。

ナッツはオーガニックを謳っているものでも、カビが入っているものがあるので、注意が必要です。

ヘルシーなおやつとしてナッツやドライフルーツを食べていて、あまり体調がよくない人がいたら、カビ毒を疑ってみてください。

また、ジュースやデザート類などに必ず入っている**「コーンシロップ、ブドウ糖果糖液糖」も要注意**です。原材料名のラベルを確かめてみるとすぐわかると思いますが、安価であるため、驚くほどさまざまな飲料や食品に使われています。

その甘さから血糖値を急激に上昇させるだけでなく、そこに使われているコーン（トウモロコシ）自体がカビ毒のリスクが高いのです。それに加えて遺伝子組み換えのものが使われていることが多いため、毒素のダブルパンチどころか、トリプルパンチを受けることになります。

なお、マイコトキシンは熱に強いため、加熱しても除去することはできません。

カビ毒（マイコトキシン）対策は子どもの発達障害にも有効です。発達障害のある一定の子どもたちは、調べるとカビ毒の数値が恐ろしく高いのです（マイコトキシンの検査は尿で調べられます）。

カビ毒に侵されていると、文字が読み取りにくいという特徴があります。カビ毒の治療をすると、大人だと老眼だと思っていたのがすっかり治ってしまったり、子どもの場合は、学習トラブルが改善します。何度教えても鏡文字ばかり書いて、「この子は出来が悪い」と思われていたお子さんが、マイコトキシンの治療をしたらすっかり改善してしまったという例もあります。

カビ毒の恐ろしさは、脳の問題も引き起こすことです。**カビ毒によって認知機能も低下。**神経系の障害を起こしたり、免疫の誤作動を起こしたり、がんのリスクが高くなるというデータも出てきています。

食事として口から入るカビ毒のほかに、カビ毒が起こり得るような環境を作らないことが大切です。それは、先述した住環境を整えること（換気も含め）にもつながります。

クリニックの患者さんで、3年間通院しているのに、どうにもこうにも元気にならない30代の女性がいました。いろいろな治療を施しても不安で家から出られないのです。よくよく住環境を聞いてみたところ、川のそばに住んでいて、寝室が北側で湿度が冬でも80％近くもあり、いつも除湿機をつけていると言います。

冬のコートにさえカビが生えることもあると聞いて、これはと思い、カビ毒の検査をしたら、非常に高い数値でした。不調が治らない原因はカビ毒だったのです。現在も治療を行っていますが、これでよくなっていくと確信しています。彼女の場合、まずは引っ越すことも必要でしょう。

ちなみに夫の龍介もマイコトキシンの治療をしたところ、半年間で6キロほどやせました。もちろん食生活は変えず、運動量を増やしていません。マイコトキシンがあると、体内で炎症を起こすため、脂肪がついてしまうのです。

カビ毒は食事でも住環境でも、食べたり吸ったりして避けられないものです。日常生活でカビ毒を意識して暮らしている人はほとんどいないでしょう。カビそのものならカビだとわかりますが、カビ毒はわかりません。

マイコトキシンを吸着するのにおすすめなのが八重山《やえやま》クロレラです。各種ミネラルが豊富で、防腐剤など余計なものを入れずにつくっています。

八重山クロレラを謳《うた》った商品はたくさん市販されていますので、購入するときは

「リン酸」が入っていないものを選んでください。**リン酸はミネラルを吸着してしまい、せっかくのいい成分が吸収できなくなってしまう**からです。

ツナ缶、虫歯治療、胃薬…意外な毒がイライラのもと

現代人で、体内から有害重金属が検出されない人はまずいないでしょう。有害重金属と聞いて、まず思い浮かべるのは水銀ではないでしょうか。

水銀の害はさまざまなところで言われていますが、あえてここで紹介するのは、水銀は有害重金属界（そのようなものがあるかどうかは知りませんが……）の中のドン、極悪中の極悪と言えるからです。

「有害物質をあれもこれもとるなと言われても、全部避けるのは無理！」

という読者の方に、これだけは避けてほしいものを伝えるとしたら、迷わず「水銀」を挙げるでしょう。

水銀はマグロ、カジキ、サメ、カレイ、ヒラメ、アンコウなどの大型魚の体内に蓄積されています。大型魚は食物連鎖の上に立ち、小魚や中型の魚を餌にしているので、水銀だけでなくダイオキシンなどの環境汚染物質を体内に取り込みやすいのです。

ただ、魚そのものは良質なタンパク源であり、ＥＰＡ（エイコサペンタエン酸）やＤＨＡ（ドコサヘキサエン酸）など良質な脂も多く含んでいます。私たちがいつも患者さんにお伝えしているのは、「マグロだけは気をつけて」ということ。

サメやアンコウは滅多に食べませんし、カレイやカジキも、頻度としてはそれほど多くないでしょう。何よりも日本人はマグロ好きです。マグロさえ意識して食べない、食べても量を少なめにしたり、頻度を減らしたりすれば十分でしょう。

また水銀は虫歯治療の詰め物として使われているアマルガムにも含まれています。現在は虫歯治療にアマルガムを使用するのは禁止されていますが、10年前、20年前にあなたの歯に詰められた金属はアマルガムである可能性が高いのです。何十年もの間、口の中に詰められた金属から、少しずつ水銀が蓄積されている可能性は否定できません。

ほかにも、歯磨き粉や胃薬、パンやお菓子に使われるベーキングパウダー（重曹）、アルミ鍋、アルミ缶、テフロン加工のフライパンなどからアルミニウムなど、日常生活のさまざまな場面で、有害重金属が口から体内に入る機会にあふれています。

「いつもイライラして機嫌が悪いのは、トシのせいかと思ったら重金属のせいだった」というお年寄りもいました。

とくに地方にお住まいの方に多いのですが、都市部と違い、古い水道管に鉛が使われていることがあります。これが日常的に重金属を蓄積してしまい、イライラの元になっていたのです。

鉛はそのほかにも、慢性疲労や頭痛、脱毛などの原因になります。

アルミニウムは脳や肝臓、腎臓、骨などに沈着し、骨をもろくしたり、イライラさせたりします。

また、解毒物質であるグルタチオンを減少させ、老化の原因となる酸化ストレスを増加させて体をサビつかせます。さらには、パーキンソン病やアルツハイマー病との関連性もわかっています。

そこで、私たちが**日常生活でできることは、まずは「アルミフリー」**。調理器具にアルミのものを使わないこと、アルミ缶の缶詰を食べる頻度を減らすことです。ベーキングパウダーを使うときはアルミフリーのものを購入するようにしましょう。ちなみに、市販のホットケーキミックスなどに含まれているベーキングパウダーにはアルミが含まれています。

歯磨き粉は、口に入れるものなので、シンプルなものを使いましょう。フッ素入り歯磨きも、体への害を考えると避けたほうが無難です。適当な歯磨き粉がなければ、歯ブラシのみで磨いても十分汚れは落ちますが、歯磨き粉の代用として、アルミフリーの重曹でも十分ケアできます。

また水を持ち歩くなら「ペットボトル」ではなく、「水筒（タンブラー）」のほうが安全です。ちょっと専門的な話になりますが、ペットボトルなどのプラスチック製品には、まだＢＰＡ（ビスフェノールＡ）という化学物質が使われているリスクがあるからです（最近では、人体への悪影響からＢＰＡを含まない「ＢＰＡフリー」と表示されたボトルが増えてきました）。

最後にちょっと怖い話を一つ。

皆さんが大好きであるにもかかわらず、注意してほしいのがツナ缶です。

ツナはたんぱく質がとれると、好んで食べる高齢者もたくさんいらっしゃいます。ツナ缶はツナで水銀をたっぷりとって、酸化した油で（酸化は老化につながります）ゆで、アルミ缶の中に入れるというトリプル悪の状態です。さらに、それをパンで挟んだ「ツナサンド」は、そんなツナ缶のツナを使って、質の悪い油を使ったマヨネーズをつけ、小麦たっぷりのパンで挟んで食べる……。そう考えると、ツナサンドを食べるのに勇気がいりますね。

8 有害物質を鼻から入れない習慣

心を不安定にさせる「経鼻毒」に注意

有害重金属や化学物質が体内に入るのは、口からだけではありません。意外な盲点となっているのが、（脳に近い）鼻から入る毒素。今、アメリカでは「何を食べるか」よりも、「何を吸うか」が注目されています。

先にお話ししたカーテンやマットレスなどの難燃剤など、住環境にまつわる毒素は、たいていが鼻を介して体内に入る「経鼻毒《けいびどく》」です。

カラーリング剤、塗料（鉛やカドミウム）、洗剤、消臭剤、防虫剤、化粧品、芳香剤（化学物質）、ドライクリーニング（有機溶剤）、喫煙や排気ガス（カドミウム）、カビ毒などなど、鼻から入る毒は、ざっと挙げただけでも身近なものばかり、ズラリと並んでいます。

日常生活でできることは、たとえば消臭剤、芳香剤、洗濯用柔軟剤など、必ずしも使わなくていいものは常用しないこと、ドライクリーニングをした衣類はビニール袋を外し、風通しをよくしておくことなどでしょう。

また、水銀は大気にも含まれています。

最近はマンションなどでも空調設備が整っていて、24時間換気ができることが売りになっていることがあります。でも、どんなに換気をしても、よほど空気がきれいな自然に囲まれた場所に住んでいない限り、汚染された空気をかき回し、出し入れしているにすぎないのです。

よかれと思って窓を開けても、入ってくる空気は水銀やカドミウムに汚染されていたら……悲しいことですが、これが現実です。

経鼻毒が恐ろしいのは、経口（口から入るもの）よりもより無自覚なところです。無意識のうちにどんどん吸い込んでしまいます。

鼻から入った毒素も、同じように肝臓で解毒されます。

鼻から入ったものがどのように解毒されるのか、仕組みがよくわからないかもしれませんね。ここで説明しておきましょう。

鼻には粘膜があります。ちょっとしたことで鼻血が出ることからもわかると思いますが、鼻の粘膜には毛細血管がたくさん張り巡らされています。毛細血管を通して血流に乗ってしまえば、体内を巡り、やがて肝臓で解毒されるのです。

もちろん空気として肺に入れば、そこから細胞を通して（細胞には血管が細く張り巡らされています）血流に乗ります。

血流に乗って全身に血液が巡っている限り、全身に毒素が回ります。それは経口であろうが、経鼻であろうが変わりません。

ここでまた「腸」がキーポイントになります。人間の体は、口から肛門まで1本のホースのようになっているとお話ししましたね。ですから腸は、ほかの臓器と違って「外の臓器」のようなものです。たとえ腸に毒素が入っても、そのまま吸収されず、便として解毒されればそれでOK。

ところが肺は、一度吸ってしまうと肛門のように出て行く場所がありません。食べたものは排泄すればいいですが、鼻から入ったものはダイレクトに肺に届き、捨てる場所もなく体内を巡るのです。だから、いかに「いい空気」を吸うかが重要になってきますし、いかに「腸で解毒できるか」が重要になってくるというわけです。

これまでの話で、解毒は肝臓や腎臓、腸や皮膚で行われていることはおわかりいただけたと思いますが、すべての一つ一つの細胞でも解毒は行われています。

有害重金属や化学物質などの毒素そのものが問題なのではありません。そういった毒素の負荷がかかったときに、酸化ストレスで免疫に問題を起こして炎症につながること、そして経鼻や経口、皮膚などを通して毒素が入ってきたときに、炎症が起きることによってバリアが破壊され、リーキーガットなどの腸にトラブルが発生し、やがてリーキーブレインなどの脳にもトラブルが起きてくることが問題なのです。そして、それにはすべて細胞が関わっています。

細胞について詳しくは第4章でお話ししましょう。

化粧品は「パラペンフリー」よりおすすめしたい「アルミフリー」

経鼻毒であまり知られていないのが、化粧品による影響です。

アルツハイマー型認知症の脳にはアルミニウムが多いというのは、もう20年も前から言われているくらい、有名な話。アルミニウムと認知症は、つながりがとても深いので、健康志向の人の中には、アルミフリー鍋やアルミフリーのベーキングパウダーは常識だという人も多いでしょう。

でも、意外や意外、女性が毎日せっせと顔につけている化粧品にこそ、アルミニウムが潜んでいたのです。

ファンデーションなどの化粧品には、発色をよくするために金属が使われています。なかでもとくに発色がいいのがアルミニウムです。

「化粧品にアルミニウム!?」と意外に思われたら、成分のところを見てみてください。

「水酸化Ａl」と書いてあったら、それがアルミニウムです。

「無添加」「ナチュラル」「自然派」「オーガニック」「パラベンフリー」などを謳っている化粧品でも、アルミニウムが使われているものはかなり多くあります。アルミニウムも、オーガニックと言われればその通りですから、嘘ではありません。

化粧品が怖いのは、当たり前ですが顔に塗ることです。しかも、鼻に近い場所に塗るので、経鼻で体内にたやすく入ってしまうのです。しかも多くの女性は毎日メイクをしますし、何といっても、鼻は脳にいちばん近い！　これが経鼻毒の怖さです。

毎日丁寧にお化粧して、せっせとアルミニウムを吸い込んでいるのです。残念ながら、日本ではまだアルミフリーの化粧品は見かけません。ちなみに私はあまりメイクはしませんが、アメリカに行ったときにオーガニックのスーパーでまとめ買いしています。

一度入れてしまったら解毒が難しいのが経鼻毒。できるだけ〝入れない〟努力をしたいものです。

9 質のいい睡眠で脳をデトックスする習慣

快眠ホルモン・メラトニンの抗酸化作用

睡眠は脳のお掃除には欠かせません。

健康な人であれば、コルチゾールというホルモンが明け方から午前中にかけてしっかりと分泌され、日中は活発に活動できます。そして夕方以降はコルチゾールの分泌は減っていき、代わりにメラトニンという睡眠ホルモンが分泌され、睡眠に導かれるのです。

ですから、反対に、朝起きてもボーッとして体が動かない、それなのに夕方になると少し元気になってきて夜は眠れない……という人は、必要なときに必要なホルモンが出ていない状態といえるでしょう。

また、人間は明け方に細胞分裂がいちばん活発に行われています。翌日のために体をメンテナンスしているのです。ですから深夜から明け方にかけて、しっかりと質のいい睡眠をとることが、体の回復にはとても重要です。


睡眠ホルモンとして知られているメラトニンですが、メラトニンの効果は、睡眠を促すだけでない、ということをご存じですか。

メラトニンには実は、抗酸化作用もあるのです。抗酸化作用、つまり酸化を防ぐことは、炎症を抑えることでもあるので、**質のいい睡眠をとってメラトニンがしっかり分泌されれば、体の炎症、ひいては脳の炎症を引き起こしにくくなります。**

余談ですが、メラトニンの抗酸化力は高く、がん患者さんに対して、朝起きられないくらいたくさんメラトニンを摂取させることもあります。通常の不眠の患者さんに1~3ミリグラム処方するのに対して、がん患者さんはその10倍くらい摂取します。

また、がんの患者さんへの抗がん剤治療を夜から明け方にかけて行う方法があります。これは、いちばん活発にがん細胞が分裂してしまう（この場合は悪い意味で）時間帯に抗がん剤を打ってやっつけよう、というわけです。それに加えて、夜になると免疫機能が落ちるため、がん細胞が増殖しやすくなります。免疫機能が落ちるとがん細胞も増殖しやすくなるので、その時間帯を利用するという意味もあります。よく子どもが夜になると発熱するのも同じ理由です。

しっかり眠っていると、メラトニンのほかに、成長ホルモンも分泌されます。どちらも細胞のメンテナンスには不可欠。体をメンテナンスし、脳のお掃除に大切なのは、夜中の12時前後にしっかり眠っていることです。

夜の照明で、メラトニン分泌量が変わる

夜眠りたいのに眠れない、寝ても眠りが浅く、何度も夜中に目が覚めてしまうという人は、このメラトニンの分泌量が減っているのかもしれません。

メラトニンが十分に分泌される人とされない人、その差は何でしょうか。
実は、このメラトニン、光で分解されてしまいます。ですから、**夜にメラトニンの分泌を妨げないためには「夕方以降の照明」がカギを握る**のです。

夕方をすぎたら質のいい睡眠のための準備時間です。少しずつ照明を落としていき、メラトニンの分泌を促しましょう。

日本の家庭はいまだに蛍光灯が多く、「部屋は明るいほうがいい」と思っている人も多いのですが、心身にとっては明るすぎるのです。

欧米のホテルでは、部屋は間接照明であることが多いです。温かくてとても落ち着いた気分になります。ちなみに本間家では、夕方から室内はどんどん暗くなります。もちろん蛍光灯は元からつけていません。ダウンライトを使用しているので、外が暗くなるにつれて、自然に部屋も暗くなっていきます。

私の母が自宅に遊びに来ると、「暗いわね。ほかに明かりはないの？」と聞かれます。
とくにお年寄りからすると、部屋の明るさは幸せの象徴、暗さは貧しさの象徴、というイメージがあるのかもしれません。

照明を落とすとメラトニンが働きやすくなるだけでなく、副交感神経が優位になり、体もリラックスしやすくなります。これが質のいい睡眠につながります。

「寝る前のテレビやスマホ」をやめると、眠りの質がよくなる

光による刺激は、メラトニンの分泌を妨げ、コルチゾールを分泌させます。体が夜であることを認識しにくくなるため、眠れなくなるのです。

今、子どもから大人まで、眠りを妨げている大きな原因になっているのが、スマホやパソコン、テレビによる刺激です。

夜中までテレビを見ていて、挙げ句の果てにはつけっぱなしで寝てしまったり、寝る直前までパソコンやスマホを見ていたりしていませんか。

光と同様に、パソコンやスマホが発するブルーライトは光の刺激が非常に強く、情

報量の多さによって脳を刺激してしまうため、コルチゾールを分泌させてしまいます。遅くとも眠る30分～1時間前までには、テレビ、スマホ、パソコンは見るのをやめてください。

寝室にはテレビやパソコンを置かない、スマホをベッドに持ち込まないのを新しい習慣にしましょう。

眠りに導くためには、夜は遮光カーテンを閉めてしっかり暗くします。なぜかというと、まぶたはとても薄い皮膚なので、目を閉じていても、わずかな外の光を感じてしまうからです。

その代わり、朝目覚めたらカーテンを開け、朝一番の太陽の光を浴びましょう。光を浴びることで体は目覚めやすくなります。

雨や曇りの日でも、外の光を浴びることは大切です。日差しが少なくても、部屋の明かりを浴びることでコルチゾールの分泌は促されます。

第4章

細胞から脳をスッキリ！クリアにする12のルール

――この栄養が足りなければ、脳細胞は活性化しない

体に不要なものを入れない、入れても出せる体をつくるという話をしてきました。そして健康な体、冴えわたる脳をつくるためには、細胞を活性化させ、必要なエネルギーをつくることです。そもそも細胞が元気に働いてくれないと、人間は生きてはいけません。細胞の活性化は、毒素を入れないこと、出せる体をつくることと同時進行で行っていかなければなりません。

一つ一つの細胞は小さなものですが、体という大きな工場を動かすエネルギーは、大きく、その役割も大変重要です。

この章では、細胞、とくに脳細胞を活性化させる栄養を中心にお話ししていきましょう。

エネルギーをつくりだすミトコンドリア

エネルギーをつくりだすのに必要なのが、ミトコンドリアという器官です。

ミトコンドリアと言われても、生物の授業でちょこっと習ったくらいでイメージできない人も多いかもしれませんね。

ミトコンドリアは、私たちの体にある約37兆個ある細胞の一つ一つに存在しています。

その重さ、実に私たちの体重の約10％！ 体重50キロの人なら5キロもあるのです。これはもう、一つの臓器として認めてもいいくらいの大きさですよね。

こんなに重要で、存在としても大きいミトコンドリア。でも、全身の各臓器に散らばっているので、「ミトコンドリア専門ドクター」はいません。全身に散らばっているがゆえに、重要視されないのですね。

私たちが体を動かし、呼吸をし、脳を働かせることができるのは、細胞内のミトコンドリアという「エネルギー生産工場」の中で、酸素を使ってエネルギー（ATP）に変えているからです。

ミトコンドリアは全身の一つ一つの細胞の中にあるとお伝えしました。なかでもエネルギーを多く必要とする場所ほどたくさん存在しています。たとえば心臓は、一生涯休むことなく動き続けていますから、心臓の筋肉細胞のミトコンドリアの数も多くなります。解毒をする役割のある肝臓や腸にも多く存在しています。そしてもちろん、脳も例外ではありません。

脳細胞の中に、ミトコンドリアはたくさん存在しています。脳細胞内のミトコンドリアの数が少なくなれば、脳の機能は低下し、先述したような「ブレインフォグ」などを引き起こします。

私たちがいつまでも健康で、スッキリクリアな脳を保ち続けることができるかどうかは、ミトコンドリアをいかに活性化させ、細胞を元気に保つことができるかどうか……言い換えれば、ミトコンドリアの量と質をいかに上げるかにかかっています。

では、ミトコンドリアを活性化させるためには、どうすればいいのでしょうか。

ミトコンドリアがエネルギーをつくりだす回路をＴＣＡ回路（クエン酸回路）と言います。

水車を回してエネルギーを生み出していると考えるとイメージしやすいと思います。

このＴＣＡ回路をいかにスムーズに回すかが、エネルギー産生には重要なのです。

脳を若返らせるカギは細胞内の〈エネルギー生産工場〉ミトコンドリア！

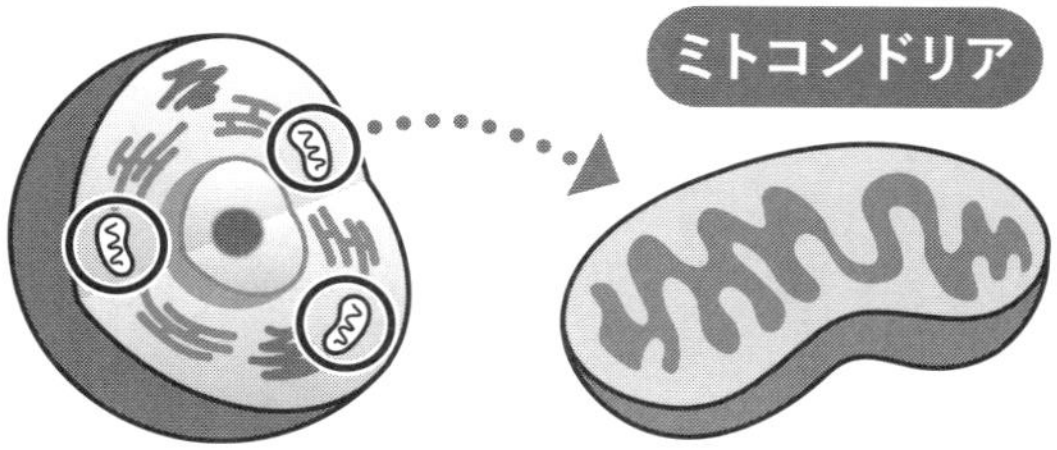

ミトコンドリア内のTCA回路（クエン酸回路）を回してエネルギーをつくる

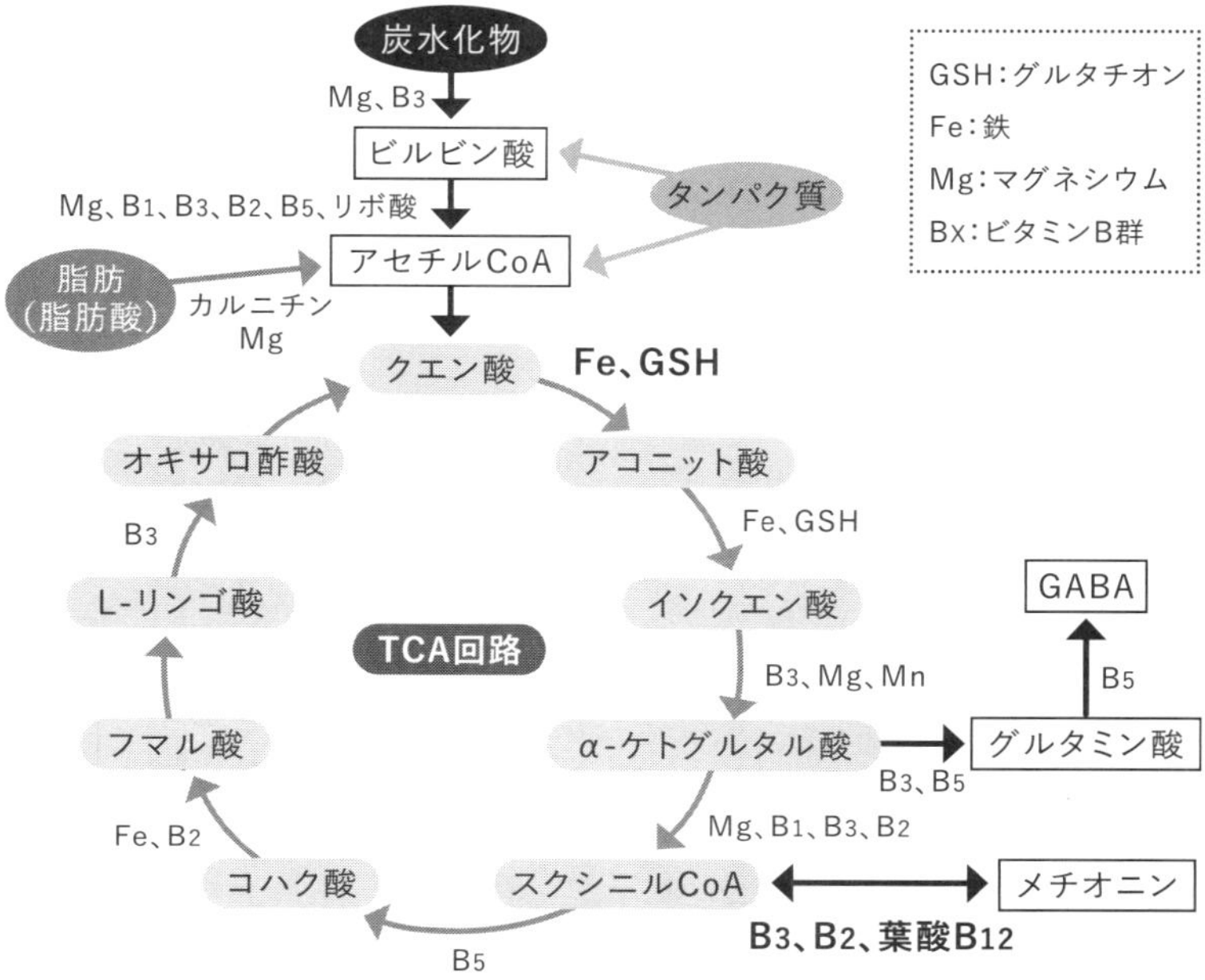

ビタミンB群が不足すると、エネルギーをつくりだす回路（TCA回路）がスムーズに回らなくなる。

ルール1 「解毒＋栄養」でTCA回路を回す

TCA回路という水車を回すのに必要不可欠な栄養素が、ビタミンB群。**羊や牛の赤身肉などに多く含まれているL－カルニチン**です。脂肪を燃焼させてエネルギーに換え、水車へ運搬する役目をしているのがL－カルニチンで、ビタミンB群はその補酵素として水車をぐんぐん回していくのに必要です。

ビタミンB群不足になると、エネルギー不足になりやすいのです。ぜひエネルギーの元となるたんぱく質や糖質と一緒にビタミンB群（豚肉、みそ、レバー、卵などに多く含まれます）をとるようにしましょう。

ところが、この水車の回路が回るのをちょこちょこと邪魔する悪いやつがいます。それが第3章でもお話しした水銀や鉛、アルミニウム、カドミウムなどの有害重金属や農薬、殺虫剤、大気汚染、有機溶剤などの毒素です。

私たちは、ミトコンドリアをサポートすることを治療の中でかなり重要視しています。ミトコンドリアをサポートするには、繰り返しになりますが毒物を入れないこと、そして入ってしまった毒物は出すことです。

ミトコンドリアをきちんと働かせ、水車を動かすことが、解毒につながります。

水車が動かなくなるほど毒素を入れないことがまずいちばん大切ですが、水車をしっかり動かして解毒をすることもまた、同じくらい重要なのです。

ルール❷ 脱水に気をつける

ミトコンドリアの機能を低下させ、水車が回るのを邪魔するのは有害物質だけではありません。

絶対に避けてほしいのは「脱水」、そして「発熱」です。

ミトコンドリアは水不足と熱に弱い、と覚えておいてください。

水分をとらないと、エネルギーを生み出せないのです。

たとえばインフルエンザなどの感染症にかかり、高熱が続いたときにぐったりしてしまうのも、脱水と発熱によるエネルギー不足の一例です。

ですから、水分を制限するのは絶対にNGです。

毒素を出すのに水分をとることが大切なのはすでにお話ししましたが、ご高齢の方の中には、トイレに行くのがおっくうだからと、水分を制限している方もいます。

これはたとえですが、節水機能がついている洗濯機がありますね。洗濯機もその機能は充実していて、少ない水できれいに汚れが落ちるものも増えています。ですが、電化製品は人間とは違います。やはり人間に関しては、水は多いほうがきれいに解毒できるのです。

また、**水分をとっているつもりでコーヒーやジュース、スポーツドリンクやお酒を摂取している人もいますが、これは逆効果**。

細胞に確実に水分を届けるには、ただの水ではなく、ミネラルの入った水がベストです。ただ、実際にミネラル欠乏の人はとても多いです。

朝1杯のコーヒーを飲むなら、ミネラルの入った味噌汁を1杯飲みましょう。

ミネラルの入った飲み物なら、スポーツドリンクやミネラルウォーターでもいいのでは？　という声が聞こえてきそうですが、**スポーツドリンクは、大量のコーンシロップ、果糖ブドウ糖液糖が入っています。これが血糖値の急上昇を引き起こします。**また、人工甘味料の問題もあります。

ミネラルウォーターは、ペットボトルの容器から有害物質が溶け出す問題がありま す。

私たちがおすすめしているのは、シンプルに水道水に浄水器をつけて、きちんとろ過したものを飲むことです。

それに梅干しを少し食べて、ミネラルをプラスしたり、水に小さじ2分の1ほどの海塩を入れた塩水を飲むといいでしょう。もちろん味噌汁もおすすめです。

ルール❸ 酸素不足を解消する

またミトコンドリアは低酸素でも機能が低下します。

最近増えている睡眠時無呼吸症候群の人は、睡眠中のエネルギー産生がうまくできていないのです。

睡眠時に鼻から酸素を取り込めるＣＰＡＰ（シーパップ）という治療を行うと、日中は調子がいいとか、血圧が下がるなどの効果があるのは、酸素がいかにエネルギー産生に大切なのかを物語っています。

アメリカでは、自閉症の子どもたちに、睡眠時に鼻から酸素を入れる治療を行っているところもあります。するとミトコンドリアがきちんと働き、夜中に解毒機能がしっかり働くというわけです。

ルール4　筋肉を増やす

ミトコンドリアの機能が低下すると、疲れやすいなど、原因不明の疲労感に襲われることがあります。

ひと昔前に「ジベタリアン」という言葉が流行しましたね。体を動かすとすぐ疲れてしまって、地べたに座り込んでしまう若者たちのことです。また、内股座りのように、ベタッとお尻を直接地面につけて座ってしまうような人たち……こういった姿勢を保持することができない人たちはみんな、ミトコンドリアが使えていない人たちです。

筋肉の中にミトコンドリアは多く存在しているので、**筋肉がない＝ミトコンドリアの質と量が悪く、体幹をキープできない**のです。

また、エネルギー産生は熱を生み出すので、**ミトコンドリアがうまく働いていない人は、低体温になることが多い**のです。

35度とか、人によっては34度台とか、考えられないような低体温の人が増えていますね。

また、逆に体温調節機能がうまくいかないので、熱が出てしまったり、変な汗をかくといったようなこともあります。

つまり、熱の利用が上手にできないのです。

特別な運動をする必要はないので、歩くなど体を動かして筋肉をつけることも熱産生には重要です。

ミトコンドリアをしっかり働かせてエネルギーを産生させ、細胞を活性化することが脳の活性化につながります。

ルール5 急増中のSIBOやリーキーガット（腸もれ）に注意

解毒の筆頭に挙げられる腸のケア。

腸のケアと聞いて思い浮かぶのは、腸内環境を整えるために乳酸菌をはじめとした発酵食品や食物繊維をとる、といったことではないでしょうか。

実はこれ、逆効果になることがあるのです。

もちろん食物繊維をとって便秘が解消されるなど、腸の調子がよくなる人はそれで大丈夫です。ただ、頑固な便秘に悩まされている人の中には、かなり多くの割合で**SIBO（シーボ）**の人がいます。

SIBOとは、小腸内細菌増殖症と呼ばれ、小腸にいる菌が異常に増殖することで起きてしまう病気のことを言います。

腸内環境を整えようと頑張っている人ほど、実はSIBOだったということが少なくありません。

腸内細菌の中でも、いい働きをすると言われる乳酸菌やビフィズス菌などの善玉菌も、その量が増えてくると、お腹が張る、ガスが多く出るなどの症状を訴える人が出てくるのです。

たとえば**食物繊維が豊富だからと、ごぼうを食べたり、こんにゃくを食べたりする**

と、余計にお腹が張って苦しくなった、下腹部がポッコリ出てしまったという経験がある人はいませんか。

また**腸内細菌のバランスをよくしようと乳酸菌をとったら、なんだかガスが出る**だけで調子が悪くなってしまった、という人はいないでしょうか。

このような人はSIBOかもしれません。

もともと小腸には多くの菌は存在していません。ところが、腸内細菌のエサになるグルテンや糖質をたくさんとっていると、菌が増殖してしまいます。小腸の機能が低下すると栄養吸収がうまくいかなくなり、栄養を吸収できないまま大腸に運ばれます。大腸は、栄養が含まれる食べ物が運ばれてくるために、大腸菌が大増殖！　大腸の中に収まりきらなくなった菌たちが小腸に流れ出てしまい、小腸内に細菌が増殖してしまうのです。これがSIBOです。

腸によかれと思ってとった食物繊維や発酵食品がSIBOを引き起こしてしまうのは皮肉なようですが、いいものもとりすぎれば害になります。

ありがたいお話でも何度も何度も繰り返し聞くと嫌になるのと同じように、体にいいものでも、たくさん入ってくれば問題になるのです。

ＳＩＢＯの場合もまず、体にとって悪さをしている毒素を抜いてあげることが優先されます。治療としては、満員電車になってしまっている腸にいる菌たちを減らすことです。

菌を減らすのに何をするかというと、満員電車の腸には、よい菌も悪い菌も混在していますから、悪い菌やカンジダなどのカビを減らしてあげます。

悪い菌やカビは、糖質やグルテン、甘い食べ物、加工食品が大好きなので、これらの摂取を減らします。

ＳＩＢＯの状態のままでは、発酵食品でさえもカビや菌を増やし、症状を悪化させてしまうので、発酵食品も減らしてもらいます。

フィッシュオイルなどの良質の油をとって腸の粘膜を整え、水分をしっかりとることでＳＩＢＯを治します。

体にいいものを入れるのは、それからなのです。

また、ＳＩＢＯとリーキーガット症候群はイコールではありませんが、お互いが悪影響を与え合うので、腸の粘膜を傷つけない、リーキーガットにならないこともとても大切です。

転んで傷がついたところに、さらに悪い菌を乗せたら、いつまで経っても治りませんよね。それと同じで、傷ついた腸管に悪い菌が乗ってしまったら、症状はどんどん悪化します。

ですからまずは、腸にとって悪いものを入れないようにして粘膜を整えることが優先されるのです。

ルール6 腸のカビのエサ「糖質」を制限する

糖質（炭水化物や甘いもの）は腸内細菌を増殖させ、腸の粘膜を傷つけます。ＳＩＢＯだけでなく、**腸トラブルを抱えている人の多くは、パンやパスタ、うどんや甘い**

ものなどの糖質の多いものを好んで食べています。

糖質の多い食事をしていると、腸にカビが生えやすくなります。

「腸にカビ？」と思われるかもしれませんが、腸内環境の悪い人は、「カンジダ」というカビの一種が腸に繁殖しやすくなります。

カンジダ菌は常在菌なので、健康な人であれば何も悪さをしません。

女性なら婦人科系の病気として「カンジダ膣炎《ちつえん》」という名前を聞いたことがあるのではないでしょうか。「カンジダ膣炎」は、疲れや風邪など免疫力が落ちたときにカンジダ菌が繁殖して起きる感染症です。

そして**糖質はカンジダの大好物！　カビのエサになるのです。**

ですから、腸内にカンジダをたくさん飼って（！）いる人は、「もっと甘いものを食べたい、もっと糖質がほしい」と思うようになります。さらに栄養は悪玉の腸内細菌のエサとなるため、エサをたくさんもらえると、悪玉の腸内細菌も増え続けてしまいます。

ＳＩＢＯと同じように、食事の後に、満腹になっているわけでもないのにお腹がポッコリ張る人は、カンジダ菌がお腹の中で発酵し、ガスを発生している可能性もあります。おならが臭い人、便のにおいが臭い人も、カンジダが悪さをしている可能性が高いでしょう。

糖質をとることは、知らず知らずのうちにカンジダ菌を増殖させ、腸の粘膜を傷つけていきます。腸の粘膜を傷つけることが与えるダメージについては、今までお話ししてきた通りです。

腸の調子が悪いと、イライラする、頭痛がある、集中力がなくなる、不安感が強いなど、さまざまな不快症状が出てきます。

腸のカビ（カンジダ菌）には、糖質を制限する食生活＝カンジダにエサを与えない兵糧《ひょうろう》攻め作戦が有効です。

そもそも、腸は「第二の脳」と呼ばれていますよね。腸に悪い食生活をしていて、脳に何も影響がないわけがありません。

糖質過多は脳にも影響を与えるのです。**認知症の人に便秘が多いのも、腸内環境や**

腸の炎症と無関係ではないでしょう。

「腸の調子が悪いとイライラする」というのも、腸が脳にも影響を与えているからです。

それだけではなく、糖質過多の食生活は、血糖値を乱します。通常、食事をして血糖値が上がると、膵臓《すいぞう》からインスリンというホルモンが分泌され、糖質をエネルギーとして筋肉に取り込み、血糖値を調整しています。

ところが糖質過多の食生活を続けていると、少しの糖質をとっただけでインスリンが大量に分泌され、血糖値が急激に下がります。**血糖値が低い状態が続くと疲労感やイライラ、不安感、集中力の低下や強い眠気が出るなどの症状が出ます。**

血液中の糖分（ブドウ糖）＝脳の栄養と言われているように、適度な糖分はエネルギー源として必要ですが、とりすぎは禁物。**糖質をとりすぎると、脳も疲労してしまうのです。**

ルール7

グルテンフリー、カゼインフリーで腸内環境を整える

第3章でお話しした通り、糖質と同じように、できるだけ避けていただきたいのが小麦です。小麦を使った食品に含まれるグルテン（小麦たんぱく質）をとらないことを「グルテンフリー」と呼びますが、グルテンフリーをすることも、腸内のカビ退治には有効です。

また**グルテンは、腸内の炎症を引き起こす大きな原因となっています。**

グルテンを含む食材には、パンや小麦粉からつくられたパスタやうどん、ラーメンなどの麺類、ケーキやドーナツなど菓子類、シリアル、カレーのルーから餃子の皮までいろいろ。こうして挙げてみるとわかりますが、グルテンを含む食品は、同時に糖質を多く含む食品でもあります。

甘いお菓子やふわふわのパンケーキ、クッキーやケーキなどなど……糖質＋グルテ

ンの組み合わせが大好き、という人も多いでしょう。

実は、これは最悪の組み合わせ。でも、好きな人はどうしてもやめられないものですよね。

なぜ甘いものやふわふわのグルテンがやめられないのでしょうか。パンにハマったり、ラーメンやうどんを無性に食べたくてたまらなくなるのでしょう？

それはグルテンに麻薬のような強い中毒作用があるから。食べれば食べるほど、もっと食べたくなるのは、言ってみればグルテン中毒の症状だったのです。

食生活をグルテンフリーに変えただけで、体調がよくなり、みるみる元気になってしまう人、アレルギー症状がなくなってしまった人、集中力がアップした人など、数え切れないほどいます。

「グルテンフリー」の食事法は日本でも広く知られるようになりましたが、まだまだ一部の健康に関心が高い人の間で行われている食事法というイメージが強く、実践している人は多くはありません。

アメリカのスーパーなどでは、「GF（グルテンフリー）」と書かれた食品がたくさん並び、普通に買い物ができます。

グルテンフリーというと、「パンもパスタもうどんもダメ？　それじゃあ、食べるものがなくなってしまうよ！」という人も、まずは2週間だけでいいですから、小麦製品を一時的にやめてみてください。私たちはよく、**「グルテンフリーを実践する一番簡単な方法は、和食中心の食生活にすることです」**とお伝えするのですが、毎日の食事を和食中心にすれば、自然とパンやピザ、パスタなどを食べなくなります。それで体調がよくなり、脳がスッキリする感覚が得られたら、グルテンが悪さをしていたことになるわけです。

グルテンフリーをしばらく実践したあとで、またグルテンを摂取し始めると、調子が悪くなる人もいます。あるいは、少しずつならとっても問題ない人もいます。

許容量は人それぞれ。**一切とらないことがつらい人は、食べる回数を減らすとか、「たまのごほうび」として食べるようにしてみてください。**

本間家でも、子どもたちがまだ小さいこともあり、ケーキなどの甘いものを一切食べないわけではありません。誕生日など特別な日にはケーキを食べることもあります。特別な日に食べてこそ、本当に楽しくおいしく味わえるのではないでしょうか。

ちなみに夫の龍介は先日、学会で外出したときに、お昼を食べようということになり、うどんを食べたあとに体調を崩しました。体がだるくなっただけでなく、イライラして機嫌が悪くなり、私や子どもたちは、グルテンを恨みました（笑）。

普段はほぼグルテンフリーの食生活をしているので、グルテンの怖さを再認識した出来事でした。

小麦とともに注意したい食品が「乳製品」です。

「健康のために毎朝ヨーグルトを食べている」

「カルシウムがとれるから、牛乳を飲むようにしている」

これ以外にも、チーズやバターを好んでとっている人も多いでしょう。

乳製品に含まれる「カゼイン」というたんぱく質は、腸にとって有害なものです。

また、アレルギーの原因になることもあります。

腸内環境を整えるためにヨーグルトをとっているとしたら、それは大間違い！ かえって便秘や下痢を引き起こしているかもしれないのです。

カゼインを摂取すると、腸の粘膜を荒らします。

クリニックでは、まず前項でお話しした「グルテンフリー」とともに「カゼインフリー」を実践するようにおすすめしています。

グルテン、カゼインを「入れない」だけで、体調がよくなってしまう例は枚挙にいとまがありません。

グルテンと同様、カゼインにも「カゾモルフィン」という麻薬様作用があるため、カゼインをとり続けると、もっととり続けたくなります。毎日のようにヨーグルトを食べたり、牛乳を飲んだり、チーズを食べ続けたくなる人がいますが、これは繰り返しになりますが、一種の中毒症状だと思ってください。

カゼインは、脳にも悪影響を与えます。これについては、このあとお伝えします。

ルール8 良質の油をとって脳の細胞膜をしなやかに

脳は、その約60%が脂質で構成されています。また、細胞膜も脂質で構成されています。ですから良質な油をとることは、脳にとってとても重要です。

良質の油といえば、オメガ3系の不飽和脂肪酸。**イワシ、サンマ、サバなどの青魚に多く含まれるDHA、EPAなどの魚油(フィッシュオイル)のほか、亜麻仁《あまに》油、エゴマ油、シソ油などに含まれるα-リノレン酸**などがあります。

実は、細胞の表面(細胞膜)は、壁のようになっているわけではありません。外からいいものを取り入れ、不要なものを出せるように、非常に流動的になっています。

細胞膜が硬い状態では、いいものを取り入れ、悪いものを出すことができなくなり、細胞は内側から老化していきます。そして、年齢を重ねていけばいくほど、細胞膜はガチガチに硬くなっていきます。

しなやかでやわらかい細胞膜は、若さの秘訣。細胞膜のしなやかさを保つには、良質なフィッシュオイルをはじめとしたオメガ3系の油が不可欠なのです。

フィッシュオイルは細胞膜だけでなく、あらゆる粘膜も整えるため、荒れた腸の粘膜を修復する作用もあります。リーキーガットにも、フィッシュオイルは有効です。

また、**フィッシュオイルは脳の情報処理能力を高めます。**

記憶力や集中力をつけるなど、脳の機能を高めるためには、脳内の神経細胞ネットワークがスムーズでなければなりません。ネットワーク間の情報処理能力が速く行われれば、脳は活性化します。

脳の神経細胞の細胞膜がしなやかであればあるほど、脳は活性化し、情報処理能力も高まる。そこで、フィッシュオイルなどのオメガ3系脂肪酸を食事からしっかりとることで、細胞膜はしなやかになり、脳の働きを活性化させるのです。

さらには、血糖値を安定させる働きもあるので、どうしても甘いものが食べたい、甘いものがやめられないときは、フィッシュオイルをとることで落ち着くことができるでしょう。

ルール9 解毒作用のある薬味、香味野菜やハーブ、スパイスをたっぷりと

体に毒を入れない、できるだけ出せる体にする、そしてエネルギーの出せる体に整えることの大切さはおわかりいただけたと思います。

とはいえ、これらは一朝一夕にできるものではありません。

ならば、食べたらすぐに解毒できる食べ物があれば――と思われる方もいるのではないでしょうか。

安心してください。解毒作用のある食材というものがあります。

普段の食事に意識して取り入れることで解毒を助け、肝臓の負担を減らしてくれま

す。

解毒作用を助けてくれるのが、ネギ、ショウガ、シソ、ミョウガなどの薬味や、ニンニクや玉ネギ、パセリ、ミント、バジル、パクチー、ウコン（ターメリック）などのハーブ類です。

そして解毒の回路をうまく回すために大切なのが、硫黄成分（イオウ化合物）。イオウ化合物にはアリシン、アリイン、アホエン、イソチオシアネートなどがあり、**硫黄成分はニンニクやニラ、玉ネギなどの薬味や香味野菜のほか、大根やわさび、キャベツ、アサツキ、らっきょう、長ネギなどにもたくさん含まれています。**

独特のツンとした刺激臭が特徴で、そのニオイの元となる成分こそが、強力な抗酸化力、殺菌力を発揮し、解毒を助けてくれるのです。

また、**硫黄成分はカビ毒を吸着する作用もあるので、カビ毒対策にも有効です**よ。

スパイス類やハーブ類は、脳の状態を整えてくれる作用もあります。

ローズマリー、コリアンダー、クルクミン、セージ、タイム、ブラックペッパーやシナモン、ローリエなどなど。もちろん解毒作用もありますが、脳の炎症を抑えたり、脳の情報処理能力を助けたり、精神を安定させたりなどの作用が期待できます。

本間家でも、薬味やハーブ類、スパイスを使った料理を日常的によく食べています。最も簡単なのはこれらをスープに入れること。またさっと簡単に作れるインド料理もおすすめです。

たとえばカレーなら、小麦粉(グルテン)たっぷりのドロドロした市販のカレーではなく、カレー粉やウコン(ターメリック)を使ったサラサラのスープカレーにしたり、ひき肉にみじん切りにした玉ネギ、ハーブやスパイスをたっぷり加えたキーマカレーなどはいかがでしょうか。

スパイス類は食欲を増進する作用もあります。おいしく食べて、健康的にデトックスしましょう。

ルール10

スポーツドリンクより「レモン水」を飲んでデトックス

薬味やスパイス類以外にも、解毒を助ける食材はあります。

筆頭に挙げたいのが**レモンとスイカ**。**抗酸化、抗炎症作用が高く、肝臓をいたわってくれる食材です**。

ただし、レモンは農薬や防カビ剤が大量に使われているものがあるので、無農薬のもの、国産のものを選ぶようにしましょう。

夏に汗をかいたあとでスイカを食べると、かわいた体が潤うようにおいしく感じますよね。実はこれ、医学的にも非常に理にかなったことなのです。

スイカといえばほとんどが水分で、あまり栄養がないように思われがちですが、とんでもない誤解。近年の研究でいろいろな効果があることがわかってきました。

たとえば、スイカには、カリウムやカルシウムなどのミネラルを多く含みます。**カリウムはむくみをとる作用がありますが、そこに塩をひとふりして食べることで、カリウムとナトリウムのバランスがとれ、夏バテ予防になる**のです。

また、スイカに含まれる**シトルリンという成分は、体内にある有害物質、アンモニアを排出してくれます。**アンモニアはたまると神経にダメージを与え、脳の機能を低下させてしまいますから、「スイカは脳の健康に効果がある」と言われるゆえんですね。

昔の人の知恵は本当に素晴らしいと思います。無意識に体にいいことがわかっているのですね。

解毒には水分が重要だとお話ししてきましたが、飲み物を利用して上手にデトックスもできます。

レモン水やハーブティー、番茶やルイボスティーなどはデトックス効果が高くおすすめです。

レモン水は、わざわざ市販のものを買う必要はありません。水道水をろ過したものにレモンをしぼればＯＫです。アメリカでは自閉症のお子さんにレモン水を作り、冷蔵庫に常備しているご家庭もあります。

逆に、肝臓に負担をかけるコーヒーやアルコールは控えめにしましょう。

「アルコールは体によくないから、ノンアルコール飲料を飲んでいます」

と言う人がいますが、ノンアルコールにするために、どれだけの添加物が使われているかを想像すると、考えものです。ノンアルコール飲料を飲むくらいなら、少量のアルコールをおいしく飲むほうがずっと健康的ではないでしょうか。

ルール⑪ 「葉酸」でキレッキレの脳に

小松菜やブロッコリーなどの緑黄色野菜も抗酸化物質を含んでおり、肝臓の負担を減らしてくれます。

その緑黄色野菜に多く含まれている栄養素が葉酸です。葉酸は、文字通り、葉っぱに多く含まれる栄養素で、ビタミンB群の一種です。

妊娠を考えている女性や妊娠を経験した女性なら、「妊娠中は葉酸をとるといい」と聞いたことがあるかもしれません。厚生労働省は、赤ちゃんの神経管閉鎖障害のリスクを低減するとして、妊娠初期の葉酸サプリメントの摂取を推奨しています。

でも、葉酸の摂取が重要なのは、妊婦さんだけではありません。本当は、すべての人に、積極的にとっていただきたい栄養素なのです。

葉酸は脳の神経伝達物質の代謝に使われるので、神経の発生や成長には欠かせません。また、がんを予防したり、ホルモンをつくったり、肝臓の解毒に関与したり、遺伝子のスイッチをオン・オフしたりするなど、大変重要な働きをすることがわかっています。

そのため、葉酸が不足(欠乏)すると、身体だけでなく、脳にも困った症状が起きてきます。

脳に入らないと、脳の神経伝達物質の代謝経路が回らなくなってしまいますから、

集中力が落ちて、脳がぼんやりしてしまうブレインフォグや、子どもの発達障害などもその症状のなかの一つです。また、不安感や記憶力、気力、モチベーションが減退するといった症状も見られます。

子どもの発達障害に見られる注意欠陥やコミュニケーション能力の欠如もさることながら、大人でも同様に、社会性の問題など、葉酸欠乏は脳のトラブルに深く関わっていると私は思います。

ですから**葉酸欠乏の人に、葉酸をしっかりとれるように治療すると、脳が冴えわたり、仕事のパフォーマンスがぐんと上がったり、発達障害の症状がほとんどなくなってしまったりする**など、劇的によくなる場合があります。

ただし、葉酸が欠乏しないように、ただ葉酸をとればいいかというと、話はそう単純ではありません。

日本人はもともと遺伝子の問題で葉酸を利用しにくい人が多く、3人に1人は葉酸の利用障害があると言われています。それに加えて、葉酸を利用しにくくしている〝犯人〟がいることが最近の研究でわかってきました。

葉酸をせっせととっても、葉酸が脳に取り込まれなければ、結果的に葉酸が欠乏してしまいます。

一体どういうことでしょうか。

葉酸は、「葉酸レセプター」にくっついて（血液中から）脳の中に取り込まれていくのですが、このレセプター（受容体）のところを何者かにブロックされてしまうと……？　そうです。葉酸は葉酸レセプターにくっつけなくなって、脳へ運ばれていきません。

こうして葉酸が脳に入らないよう邪魔をする〝犯人〟の名前はカゼイン。先述した通り、カゼインは乳製品に含まれているたんぱく質です。

カゼインをとると、「葉酸レセプター自己抗体」というものがつくられてしまいます。これが、葉酸が葉酸レセプターにくっつくのを妨げるわけです。

とくに牛乳をよく飲む人は注意が必要です。

牛乳と葉酸レセプター自己抗体のアミノ酸配列が非常によく似ているため、牛乳をよく飲むことで牛乳に対して自己抗体をつくると、葉酸レセプター自己抗体までつくってしまうのではないか、と言われています。

葉酸レセプター自己抗体が高い人に、牛乳の摂取をやめてもらって半年経って調べたところ、葉酸レセプター自己抗体は非常に低くなっていました。ところがもう一度牛乳を飲んでもらうと、葉酸レセプター自己抗体は高くなってしまった、という論文もあります。それくらい、牛乳摂取と連動しているのです。

骨粗鬆症《こつそしょうしょう》予防にと、せっせと牛乳を飲んだり、チーズを食べたりしていませんか。そういう方に限って、検査をすると案の定、葉酸レセプター自己抗体が高く、頭がボーッとする、記憶力が下がるという症状を訴えられることが多いのです。

そこで、牛乳やチーズ、ヨーグルト、アイスクリームなど、すべての乳製品をやめてもらって、葉酸をしっかり摂取していただくと、脳がすっきりしてしまうという例は枚挙にいとまがありません。

残念ながら、葉酸レセプター自己抗体を持っている人が使えるタイプの葉酸サプリメントは、日本では製造が認められていません。

ですから、**いちばん確実で有効な方法は、カゼインを摂取しないこと、そして野菜をいっぱい食べることです。**

葉酸を多く含む食材がわからなくても、「葉っぱならなんでもいいから食べる」と覚えておけば大丈夫。レタス、キャベツ、ほうれん草、小松菜、ハーブ……なんでもいいので山ほど食べましょう。

ルール⑫ 胃酸を抑えない

日本人は胃薬が大好き。胃がムカムカすると言っては胃酸を抑える薬を飲んでいます。胃酸は悪者扱いされがちですが、**胃酸がないと、体内でしっかり吸収したいたんぱく質（アミノ酸）を吸収できなくなってしまいます。**

とくにアジア人は欧米人に比べて胃酸が少ないのは、肉を食べると胃がもたれる人が多いことからもわかりますよね。もともと胃酸が少ないのにもかかわらず、胃酸が出てくることには敏感で、年をとると胃酸が減ってくるのに、さらに減らしてしまうのです。

実は、胃酸は「胆のう」という臓器と深い関わりがあります。

胆のうは肝臓でつくられた胆汁という消化液をためておく場所として知られていますが、**胆汁は、腸内の細菌バランスを整える働きがある**ことをご存じですか。

胆汁の働きというと、脂肪の消化・吸収を助けることで有名ですが、それだけではありません。胆のうは、胆汁を濃縮して腸管内に出しますが、「胆汁が濃縮されていること」が腸管内の細菌バランスを保つうえで非常に重要。なぜなら、胆汁が濃縮されていないと、殺菌作用が弱くなるからです。

胆汁は、言ってみれば毒素の石けんのようなもの。毒素を石けんのように包んで、排泄してあげるイメージです。毒素は基本的に油に溶けている状態なので、胆汁があることによってきちんと排泄できるわけです。

その胆のうに「胆汁を出せ!」と合図を出しているのが胃酸なのです。

ですから、ちょっと胃がムカムカしただけで、胃酸を抑えなきゃと薬を飲んでしまうと、毒素がどんどんたまってしまうことになります。

「そうはいっても、胃がムカムカしているのに、我慢するのはつらい」

そんな人は、重曹を利用してください。

常温のお水に重曹(アルミフリーのものにしてくださいね)を耳かき1杯程度入れて飲むと、胃のムカつきが抑えられます。

また、もともと胃酸が少ない人は、**食事中には水分の摂取を控えるようにしましょう。**

水で胃酸を薄めてしまうことになるので、胃酸が濃いままで使えるようにするためです。ただ、水分摂取を控えるのは「食事中」のみ。食事の前後ではしっかり水分をとって、脱水にならないようにしてください。

こうしたメリハリのある水分のとり方をするだけで、私たち人間が本来持っている機能を使いきることができるのではないでしょうか。

第5章

「ためない」体になると、老けない、ボケない、疲れない！

――ケース別 習慣を変えるだけで、生まれ変わる

あなたも、こうしてよくなる

第5章では、実際にクリニックを訪れた患者さんが本書の内容を実践して、みるみる改善していった例をご紹介しましょう。

「入れない」「ためない」「出せる」体になると、こんなに変わるんだ、ということをわかっていただけると思います。

もちろんクリニックでは治療も行いますし、サプリメントを処方することもあります。でも、ほとんどの方が、本書に書かれた内容を実践するだけで、大きく改善するのは事実です。

なかにはクリニックを訪れる前に、「入れない」を実践しただけで、受診する必要がなくなってしまった人もいます。

普段食べている食事内容や、体調、排便の有無（腸の状態をチェックすることは大切です！）、睡眠の状況、住環境などを聞くだけで、その人の不調の原因が見えてくることが多いものです。

認知症かもしれないと思われていた方が、本書の内容を実践しただけで、スッキリ脳になってしまったり、先が見えないと親御さんが悩んでいた発達障害（脳の機能障害）のお子さんが劇的に改善したり……。

これから、私たちのクリニックで食生活を改善したり、腸の炎症、重金属や有機溶剤などの毒素、環境要因などを見直したりして人生まで変わってしまった人々の治療の過程をお見せします。

「たまたまこの人に効果があっただけでは」と思われるかもしれませんが、決して特別なケースではありません。

現在、私たちのクリニックはありがたいことに予約がいっぱいで、初診の場合は半年以上お待ちいただいている状況です。とてもありがたい一方で、困っている方をすぐに診《み》て差し上げられないもどかしさでいっぱいです。

本書は、そうした方にもすぐに実践できる方法ばかりを紹介してきました。本を出す意義は、ここにあると思っています。以下の実例を見ていただき、ぜひご自身と照らし合わせ、参考にしてみてください。

ケース❶ 定年後に加速した「もの忘れ症状」が、家族も驚くほど改善！

年をとると、難しい言葉はもちろん、流行り言葉や単語、人の名前が出てこなくなります。「あれ」「それ」「これ」など、指示代名詞が多い会話になりがちです。

Aさんも例外ではありませんでした。

それにつきあう家族は大変です。指示代名詞が多く、何を言っているかわからないけれども、家族は察してあげようとします。それで会話が成立してしまうので、本人はもの忘れの自覚がありません。

壊れたテープレコーダーのように同じ話を何度も繰り返し、聞いている家族は「またあの話か……」と内心うんざりしながらも、初めて聞いた話のように聞いてあげるしかありませんでした。

定年後はその状態がさらに加速。家族は「このままでは認知症になる日も近い」と心配し、近いうちに認知症の検査をしなければ、と思っていたそうです。

年を重ねると、新しい情報を脳が吸収できなくなってきます。それだけではなく、そもそも新しいものに対する興味も落ちてきてしまいます。そのことが、うつ症状の一つと取られてしまうこともあります。

Aさんの症状が劇的に改善したのは、実は偶然でした。

クリニックではよくあることなのですが、ある患者さんを診ていて、食事指導をします。当然、一緒に暮らしているご家族の食生活にも影響を与えますので、自然と体にいい食事をすることになります。すると、いつの間にかご家族も元気になってしまうのです。

Aさんも最初は奥様が副腎疲労の治療をされていました。家庭内でまず「入れない」食事指導、つまり**グルテンフリー、カゼインフリーのお話をし、実践していただきま**

した。

するると、ゆっくりではあるものの体調がよくなっていったので、奥様と一緒に**カビ毒の治療**も行いました。もちろん、日々の生活で「解毒」を実践してもらい、食事にも気をつけながら、**ビタミンB群を中心にしたビタミン類やフィッシュオイルなどのサプリメントもとっていただきました。**

カビ毒の治療をすると、てきめんに頭が冴える人が多いのですが、まさにAさんもそうでした。ご家族がうんざりしていた、同じ話を何度も繰り返すことが、まったくなくなったのです。

趣味も全くなく、外出することがほとんどなかったAさんでしたが、元気になると知的好奇心が出てきます。どんどん外に出かけるようになります。しかも、その足取りも軽やか。さっさと早足《はやあし》で歩く姿は、ご家族に言わせると、同じ人とは思えないほど。**「これが、〝お願いだからボケないで！〟と思っていた人と同一人物か、というほどの変化でした」**とは、ご家族の弁です。

ある日、Aさんは「家では小麦が禁止されているから、久しぶりにパンとコーヒーの朝食がとりたい」と、喫茶店で朝食をとりました。するると、頭に霧がかかったような症状（ブレインフォグ）を実感し、足取りまで重くなったことに気がついたそうです。

一般に、症状がよくなる過程というのは、そのスピードがゆるやかだということもあり、実は本人はあまり実感できないものです。

ところが、悪くなって初めて「よくなっていたこと」を実感するのです。Aさんも、**小麦をとると体を重たく感じ、出かけるのがおっくうになった**ことで気がつきました。「面倒くさい」という言葉も出てきてしまいました。

そこでまたグルテンフリー、カゼインフリーの効果を再認識し、元の食生活に戻すというわけです。

それまでは、ご夫婦でペットの話か孫の話しかしなかったのが、今では携帯を駆使してインターネットで食材を取り寄せたり、興味のある美術館にご夫婦で出かけたりするなどしています。家にいるときも、エアロバイクを漕いで足を鍛えているという変身ぶり。生活にもメリハリが出て、本当に楽しそうです。

今のAさんを見て、もうすぐ70歳になる人だとは、誰も思わないでしょう。

それくらい**見た目まで若々しく変わってしまった**Aさん。なんと先日、Aさんとその40代の娘さん、お孫さんと3人で出かけたら、**娘さんと夫婦に間違えられた**、と嬉しそうに話してくれました。

ケース❷ たくさん飲んでいた抗うつ薬、睡眠導入剤がやめられた60代主婦

Bさんは抑うつ症状を訴え、精神科を受診。そこで抗うつ剤を3種類、さらに不眠症状もあったため、睡眠導入剤を2種類服用していました。

クリニックには、このように精神科で処方された薬を5~6種類服用している方も珍しくありません。

精神科に通院されながら、心身の不調が一向に改善せず、私たちのクリニックの副腎疲労外来を訪れる患者さんによく聞かれるのが、「精神科の薬は、やっぱりやめたほうがいいですか」ということです。

私たちは薬を否定はしていません。必要な薬はしっかり飲むべきですし、**自己判断で勝手に服用したり、逆に服用をやめたりするのは絶対に避けていただきたい**と思っています。

半年間や1年間など、長期にわたって薬を服用してきた方がほとんどの中で、その効果がどうであれ、少なくとも今までは薬を服用することでバランスをとってきたのです。ですから急に断薬して変化を起こすことは非常に危険です。必ず担当医に相談していただき、精神科への通院は続けてもらいます。

ただ、先にも少し触れましたように、体にとって薬は不自然なものであることに変わりはなく、解毒すべきものです。解毒するものが多ければ、肝臓の仕事を増やし、負担をかけることになります。

ですから私たちができることは、必要な薬を飲み続けながら、解毒をサポートし、同時に肝臓の仕事を減らしてあげるということなのです。

「レバー（肝臓）ストレス」という言葉があります。これは、肝臓に負担がかかりすぎている状態のこと。肝臓は私たちが寝ている間に一生懸命仕事をしている、とても働き者の臓器です。

体内に有害物質が多い人ほど、午前2時〜4時に目が覚めると言われています。ちょうどこの時間に、肝臓の仕事率が上がるからです。解毒するものが多ければ多いほど、肝臓は必死に働き、レバーストレスがたまることで目が覚めてしまうのです。

アルコールのところでも触れましたが、飲みすぎた日の明け方、なぜか目が覚めてしまうことがあるのは、肝臓にレバーストレスがかかっているからなのです。

調子の悪い人ほど、明け方に目覚めてしまうことが本当に多く、そのまま眠れずに、新聞配達の音を聞いて、「ああ、また朝になってしまった……」ということが多いのです。

寝つきは睡眠導入剤でなんとかなっても、明け方の目覚めは薬では改善できません。

レバーストレスがある人は、睡眠導入剤さえも解毒の対象となりストレスになってしまうので、睡眠導入剤のせいで明け方に目覚めてしまうという矛盾が起きてしまいます。

薬に勝る特効薬は、「肝臓の仕事を減らしてあげること」。つまり、解毒のサポートなのです。

ちなみにレバーストレスは子どもから高齢者まで、誰にでも起こります。たとえば子どもが夜中に目覚めて泣いてしまう、なかなか寝ついてくれない場合は、レバーストレスであることが多いのです。発達障害のお子さんにもよく見られます。

Bさんも、薬を飲み続けながら、食事や睡眠、解毒のサポートを続けていきました。副腎疲労の治療では、特別な薬を処方することはありません。基本的には食事や生活習慣のサポートをし、必要に応じて（服用している薬に影響しない）サプリメントを処方します。

精神科や心療内科の通院と同時並行することができるので、強力なサポートにこそなりますが、他の治療を邪魔することは一切ありません。

サポートしていくうちに、結果として時間をかけてゆっくりと薬が一つずつ減っていくことがほとんどです。

Bさんも例外にもれず、薬が減っていきました。

まず、レバーストレスがなくなっていくと、睡眠導入剤を使っていることで逆に朝眠くて仕方がなくなってきます。すると、精神科の先生が調整をしてくださり、軽い睡眠導入剤に変更されます。そうしていくうちに、睡眠導入剤を飲まなくても、眠りにつけるようになってきます。薬を飲むことさえ忘れてしまうのです。

こうしてBさんの薬は一つずつ減っていったのです。

「そろそろ寝ようかなと思って布団の中で本を読んでいたら、薬を飲んでいないのに、知らないうちに寝られました」

と報告してくださいました。

また、**うつ症状や不安症状がある人は、マイコトキシンによるカビ毒が原因のこと**

があります。

まさか強い不安がカビ毒につながるとは、皆さん思いもしないようです。検査してみるとBさんもマイコトキシンの数値が高かったのです。外出しようとしても家の鍵が閉まっているのか不安で不安で、何度も確かめてしまったり、外を歩いていても人の視線が気になってしまったり、友人と話をしていても、相手が自分の話をどう感じているか不安で仕方がなかったそうです。

この不安がカビ毒とは知らずに精神科を受診してしまえば、抗不安薬が処方されます。

先が見えないかのように見えたBさんですが、カビ毒のサポートもし、半年経つころには、服用している薬は1種類になりました。それ以上に変化が見られたのは、その表情です。とても素敵な笑顔でお話しするようになったのです。

初めてお会いしたときは、正直なところほとんど表情がありませんでした。それが元気になるにつれて、その人が本来持っている表情が出てきます。Bさんが**笑顔になればなるほど、薬は減っていきました**。当然のことです。

解毒することで頭の中のモヤモヤはもちろん、不安な気持ち、そして暗い表情までもが、晴れていくのです。

ケース❸ つらい「ブレインフォグ（脳の霧）」が解毒で消えた！

「家の掃除を始めたら、調子がよくなってきたサイン」

これは私たちが日ごろ患者さん（とくに女性）と接してきてわかった法則のようなものです。

Cさんは40代後半のバリバリ働く女性です。

一生懸命に仕事をしてきましたが、40代に入ってから、頭の中にもやがかかったような、ブレインフォグの症状が出てきました。何よりも、今までは普通にこなしていた事務作業がおっくうになったと言います。

ちょっとしたことで書き間違いをしたり、計算ミスをしたり。仕事というのは、優先してやらなければならないことはもちろんありますが、同時進行で、こなしていかなければならない雑務も山ほどあります。もともと仕事ができ、周囲からも評価が高いCさんだからこそ、無理を重ねて頑張ってきました。でも40代後半になり、どうにもこうにも雑務がこなせなくなってきたのです。

このような状態になると、たいていの患者さんは、家が汚くなってきます。掃除をすることが面倒になってくるからです。

副腎疲労外来にいらっしゃる人はみんな、基本的にだるさを訴えますし、とても疲れています。

「もう何もできなくて、家の中がグチャグチャなんです」

とおっしゃる方も一人や二人ではありません。

調べてみると、Cさんは重金属がたまっている状態でした。また、第4章で紹介した葉酸レセプター自己抗体があり、葉酸を利用しにくい体質でした。それに加えて**多忙なために、食事はたいてい早食い。コンビニでパンを買ったり、ラーメン一杯で済ませたりするなど、グルテンや糖質をよくとっていた**のです。

Cさんのように毒素がたまり、副腎疲労が見られる方は、キャパが狭くなっているのだと想像してください。

キャパが狭いと、一つの仕事を片づけると、やっと次の仕事に手をつけるというふうに、同時進行で何かをすることが難しく、また一つ一つのこなせる量も少なく限られてきてしまいます。

忙しくなると、普通の人よりも、あっという間にキャパオーバーになります。若いころはもっと多くの仕事をこなして忙しくしていたCさんにとって、それができなくなっている自分は、とても情けなくてつらいのだと訴えられていました。

ところが、食事や睡眠、解毒のサポートを続けていくうちに、みるみる元気になっていったのです。

「先生、最近掃除ができるようになりました」

という言葉を聞いたとき、私たちは治療方針は間違っていないな、と確信します。

「掃除を始めたのというのは、とてもいいサインですよ。これからもっと良くなりますよ」とお伝えしています。

さらに驚いたのが、仕事ぶりの変化です。

同時進行で仕事ができなかったCさんですが、なんと、**マルチタスクでいくつもの仕事を同時進行できるようになってきた**のです。

ブレインフォグが消え、頭が冴えてきて、今では、**「若い頃よりも仕事をこなせます! 怖いものなしです」**とイキイキとした表情で語ってくださっています。

夫の龍介もブレインフォグを経験しています。

解毒サポートがうまくいき、ブレインフォグが消えるとどういう状態になるかとよく聞かれます。例えるとすると、霧が晴れたように視界が開けるというよりは、スマホを購入したばかりのときにディスプレイについている透明なシートが剥がれるような感じです、といつも説明します。

透明なシートがついていても画面は見えますが、外したらこんなにクリアに見える! というようなイメージです。

元気になった患者さんにこのお話をすると、「それ、よくわかります」と言われます。

視野が広がったり、特別にキラキラ見えるようになるわけではないけれど、今まで「見ていた」と思っていたものが、何かもっとすっきりと見える、という印象のようです。また、見えないものが見えるようになる人もいます。もちろん、幽霊の話ではありませんからご安心ください。

たとえば毎日通る道で、今までは目にも入らなかった道端のタンポポを見つけて「きれいだな」と思ったり、空を見上げて「こんなにきれいな青だったのか」と気づいたり。また、周囲の人に対して「こんなに親切な人だったんだな」と、改めて人の優しさに気づいた人もいます。

疲れ果てているときは、近視眼的になりますし、見えるものが見えていないのですね。

Cさんは、自分にとって何がいちばん大切かに気がつきました。

今までは仕事仕事で、仕事が人生でいちばん重要、最も優先すべきことだと信じてやってきました。でもその仕事に集中できなくなり、クリニックに来ることになりました。

今、元気になってみてよくよく考えてみると、「その大切な仕事に集中するために、ちゃんとリラックスする時間を作らなければならない」と気がついたのです。

それまでは週末に仕事を家に持ち帰っていましたが、きちんと職場で終わらせるようにして、休暇もしっかりとり、長期の休みには沖縄旅行や台湾旅行などを楽しむようになったのです。

元気になってみると、その人の本来の素敵な表情が見えてくるだけでなく、本来持っている優しさや、本当にやりたかったことも見えてきます。

今、不調で悩まされている人も、決して悲観しないでください。心身の不調によって、本当の自分が見えなくなっているだけかもしれないのです。

このことを、見違えるように素敵に変わっていく患者さんが教えてくれたのです。

ケース4
いい脳をつくる食事のサポートで、息子を超難関校合格へ

Dさんはお子さんが2人いる50代の女性です。

フルタイムで働いていたDさんですが、お子さんの中学受験を必死に支え続け、受験が終わってホッとしたのもつかの間、燃え尽きてしまい、一人では歩けないほどの疲労感に襲われました。

真面目で頑張り屋の女性ほど、このような疲れに襲われることが多いのです。

お子さんたちの学校の行事にも参加できないほどの重症で、初診では実家のお母様に抱えられるようにしてクリニックを訪れました。椅子に座ることもできず、ベッドに横たわりながらお話を聞いたほどでした。

Dさんも最初は、原因不明の疲労に、年齢的に更年期障害を疑っていたそうです。表情も乏しく、髪の毛はパサつき、肌のツヤは落ち、大げさではなく生きるのがやっ

と、という状態だったDさん。

調べてみると腸の状態が非常に悪く、食生活も偏っていました。まずは食生活を改善してもらうことと、無理をせずに家事はどなたかに手伝ってもらうこと、しっかり休んでもらうことをお願いしました。

すると、すっかり元気になったDさんは、きれいな服を着て、子どもの学校の行事にも喜んで参加できるようになったのです。

話は、ご本人の復活劇で終わりません。

ご家庭でも、その元気の素となった食事をつくるようになったDさん。

「息子が、今年とうとう京大に合格しました！」

と報告を受けました。

その前に私たちは常々こんな話をしていたのです。

「お母さんはもう子どもに勉強は教えられないのですから、食事だけサポートしてあげてください」

これを忠実に守ってくださったのでしょう。

とくに中高時代の男の子は、親の言うことなど聞きませんよね。いくら食事に気をつけなさいと子どもに伝えたところで、守るはずがありません。高校生なら、お昼は買い食いしたり、学食に行ったりして、自分の好きなものを（そして体に悪い毒だけのものを）間違いなく食べるでしょう。それを止めることはできません。

ならば、親が食事をコントロールできる朝と夜だけはいいものを食べさせる！　これで7～8割はまともな体になります。

子どもの勉強をサポートしたければ、いい脳みそをつくる食事サポートに徹します。

いい脳みそへの刺激は、学校なり塾なりに任せましょう。月10万円の塾に入れるより、月5万円でいい食事をつくるほうが、結局はずっと効率的です。

いい食事をしていると、その時点では本人は気がつかないものです。でも、悪いものを「入れた」ときに気づくことが多いのです。

たとえば友達と一緒にファストフード店に入ったとき。**ハンバーガーを食べ、コー**

ラを飲んだら、体調が悪くなり、集中力が落ちることで気づくことがあります。

ケース❶のAさんのところでもお話ししましたが、体調がいい状態になっているときは実はあまり自覚がなく、悪くなって初めて気がつくものです。気づくことで、いい状態をキープしようと思えるのです。

私たちのクリニックの副腎疲労外来を受診されるのは、ほとんどが心身ともに疲れている「低空飛行」の方たちです。だからこそ、ちょっと〝落ちて〟も気がつきません。つまり、ファストフードを食べても、お菓子を山ほど食べても、体調が悪くならないのです。もともとが低空飛行だからです。

体調がよくなり、離陸できて初めて〝落ちる〟ことがわかります。

大人はもちろん、子どもに対しても、こうして小さいときから気づける体にしてあげることが、親の役目ではないかなと感じます。

もちろん食事だけでなく、不必要な柔軟剤や防虫剤を使わない、アルミ鍋を使わない、寝室に難燃剤を使わないなど、本書で紹介したような有害物質を入れない生活にも注意してください。

ケース5

大学病院で治らなかったパーキンソン病が奇跡の回復

Eさんはパーキンソン病を患っていました。

都内の有名な大学病院でパーキンソン病と診断され、あと半年で体が動かなくなると宣告されたそうです。何かできることはないかと、奥様に連れられてクリニックにいらっしゃいました。

結果から言いますと、それからも7年の月日が経ち、Eさんは現在、バリバリと元気に働いています。

まず食事指導を徹底して行いました。そのあと、重金属の検査をしたところ、水銀と鉛がたまっていることがわかり、有害重金属の解毒をし、日常生活でも毒を入れない、出せる習慣を実践していただきました。

2年後には、すっかり元気に、というよりも前以上にパワフルに大変化。

実はEさんは、もともと会社を経営していらっしゃったのですが、パーキンソン病をきっかけに、息子に会社を譲ろうと思っていたのです。

ところが、どんどん元気になってしまうものですから、息子に譲るどころか、現場に復帰してしまいました。うれしい誤算です。

そしてEさんがパワーアップするのと比例するように会社もどんどん大きくなり、経営も順調そのもの。

趣味で卓球まで始めてしまいました。今でも経過観察のためにクリニックにいらっしゃいますが、「今日の夕飯は何を食べようかな」と話す様子は、もう誰も病人だとは思わないでしょう。

パーキンソン病特有の振戦《しんせん》（ふるえ）はまだ多少残っていますが、半年後に全く動かなくなると言われた人と同一人物だとは思えません。

基本的にパーキンソン病は悪くなる一方で、よくなることはまずないと言われています。歩く速度が遅くなり、歩幅も狭くなるのが特徴です。

Eさんは歩幅をこまめに測っていました。最初受診されたときの**歩幅は20センチでしたが、現在は32センチにまでなっています。**

また**白髪が減り、黒髪が増え、眉毛も濃くなった**とおっしゃっています。

まさに奇跡の回復を遂げたのです。

ほとんどの方がそうなのですが、元気になると、見た目も若返ります。見た目が若返ると、ご本人も嬉しいですよね。ですから皆さん診察室にいらっしゃるとニコニコと笑顔です。若々しくなるので、必然的に外に出て行きたくなる傾向があり、ほとんどの方が活動的になられます。

脳がきれいになると肌もきれいになる

見た目が若返るという意味では、第1章でも少し触れたように、脳がきれいになるということと、皮膚がきれいになることはつながっていると実感します。

副腎疲労でクリニックに来ていた30代の女性が来院されました。その方がご実家の70代のお母様を田舎にある実家から呼び寄せたところ、まったく会話をしなくなってしまった、認知症ではないかと、お母さんを伴っていらっしゃいました。

お母様を検査したところ、田舎にお住まいだったこともあり、**農薬や、水道管の鉛などにより重金属がたまっていた**こと、ミトコンドリアのエネルギー不足などが見られました。**ミトコンドリアが停滞すると便秘になる**傾向がありますが、お母様もひどい便秘でした。

とくにご高齢の方に多いのですが、「便秘は病院で治すもの」という概念がなく、「便秘を病院に相談するのは恥ずかしい」と思われるのです。

でも、本書をここまで読んでくださった方ならおわかりのように、便秘であること＝毒素をため込んでいる体です。

また、実家では常に**タンスに防虫剤がたくさん入れてあった**そうです。娘さんがいくら「防虫剤は体に悪いんだよ」と説明しても、「衣類を大切に保管する」という意識が強く、聞き入れてくださらなかったのです。

丁寧に食事指導をしてグルテンフリー、カゼインフリーを実践していただき、便秘は解消されました。

ちなみに、抗うつ剤や抗不安薬、抗アレルギー剤を服用すると、便秘がちになります。これらの薬には、腸のぜん動運動を鈍らせてしまう作用があるからです。すると、解毒すべき腸の働きが鈍くなり、解毒ができにくくなり、毒がたまって抗うつ剤、抗不安薬から抜けられなくなる……という悪循環に陥ることになります。

必要な薬はしっかりと服用しつつ、解毒につなげる。このバランスが難しいのです。


さて、お母様の話に戻りましょう。すっかり元気になられたお母様も、例外なく活動的に変わり、社交ダンスまで始めたそうです。口数が減ってしまった人とは思えないほど、今では娘さんと口げんかするまでに回復されました。

女性に多いのですが、治療を始めて元気になると、皮膚がきれいになり、**「ファンデーションの色をワントーン明るくしなくちゃ」**とおっしゃることがよくあります。

また、**皮膚のシミが減った**とおっしゃる女性も非常に多いです。肝斑《かんぱん》がきれいになる人もとても多く、化粧品や美容医療の必要などないくらい、血色のいい肌に変わります。

脳のシミと皮膚のシミはつながっていると実感するのは、こんなときです。やはり大切なのは、解毒なのです。

肌の色が明るくなると、服の色も明るくなるようです。

女性の場合はとくに、明るい色の服を着る人が多くなります。

また、以前は体型をカバーするようなふわっとしたゆるい服を着ていた人が、自分の体型に合った服を選ぶようになったり、髪型を気にするようになることも……。

でもなんといってもいちばんは、笑顔が増えることです。

姿勢がよくなる

ケース❹で紹介したDさんのように、副腎疲労外来にいらっしゃる方には、体がだるくて、立っているのもつらいという人が少なくありません。

副腎疲労が見られる人、体に毒素がたまっている人は、ミトコンドリアが停滞し、エネルギー産生ができない、エネルギー不足の状態です。

すると、姿勢が維持できなくなるのです。

ミトコンドリアは筋肉にも多く存在していますから、**ミトコンドリアの機能が停滞していると体を支える筋肉が弱まり、体幹が弱くなる。つまり姿勢を維持できなくなる**というわけです。

逆に言えば、食生活を変え、解毒できる体になって元気になると、姿勢が変わります。

診察室の椅子に座ったとき、背筋がピンと伸びていると、「元気になりましたね」

と思わず声をかけてしまいます。

実はクリニックの椅子は、あえて背もたれがいくらでも後ろに倒れるようにしてあります。体がしんどい人は、最大限に後ろに寄りかかります。

椅子の背もたれに寄りかかるのもそうですが、体幹の筋肉がないと前のめりになり、首と顔が前に突き出た感じの姿勢になります。体幹がしっかりしていると、背中から首がすっと伸び、その上にしっかり頭が乗っているような姿勢になります。患者さんと向かい合ったときの顔の位置で、元気度がわかってしまうのです。

初診で1時間半くらい診察することがありますが、その間、姿勢をキープできるか崩れるか――多くの人は崩れてしまいますね。

ミトコンドリアが多く、きちんと機能していると、筋トレをしなくても筋肉がついてきます。

筋肉をつけたい、体幹を鍛えたいからといって、私たちは決して運動はすすめません。ウォーキングさえもすすめません。弱った体にムチ打つように運動をすることはストレスになり、状態をより悪化させてしまうからです。

運動は元気になってからいくらでもできます。

元気になれば、私たちが何も言わなくても、体を動かすようになります。

「先生、スポーツジムに入会しました」

「毎日30分歩くようになりました」

こんなふうに、患者さん自ら動くようになるのです。

そうなると、ああ元気になってきたんだなと理解します。

運動もすすめませんが、「頑張れ」とも決して言いません。

患者さんの中には、体調を崩し、会社を休職している人もたくさんいらっしゃいます。どんどん元気になってきて、運動もし、掃除もするようになってきた。あとは復職するだけという場合、人間誰しも怖いものです。子どもだって長く学校を休んでいたら学校に行くの怖いのですから、大人だって怖いですし不安です。

復職できそうだなと判断した人には、

「みんな怖いから大丈夫。1日行けたら2日目には不安は半分になりますよ、3日目になると、またその半分になりますよ。できますよ」

と、そっと後押しします。

副腎疲労外来に来る人は、みんな今まで仕事や家事などを頑張ってきた人たちです。ですから、そういう人にこれ以上「頑張れ」はいりません。

よくなってきた方でも、その後の経過は見ていきます。1か月おきが2か月おきになり、やがて半年に1回、1年に1回のメンテナンスのみになり、2年くらい経つと、もうクリニックに来なくなる。これが理想のパターンです。

本書でお話ししてきたように、日常生活でやるべきことはわかっていますから、こうして卒業されていくのです。

よくなった方の中には、自分の中のリズムをつくるために、どうしても診てもらいたいといらっしゃる方もいますが、ほとんどの人はもう大丈夫。明るい未来が見えています。

「発達障害」と診断された症状が食事で改善

最後に発達障害のお子さんが〝食事だけ〟で劇的に改善した例もご紹介させてください。

幼稚園に入園するときに、言葉が全く出ない、少しもしゃべらない男の子がいました。その子のお兄ちゃんは発達障害で、先に受診していたので、ご家庭でグルテンフリー、カゼインフリーを実践していました。言葉が出ない弟さんのほうも、当初はついでの意味合いで一緒に実践してもらったのです。

ところが、**グルテンフリー、カゼインフリーをしたら、一晩にして急に言葉が出始めた**のです。大げさではなく、本当に一晩で、です。非常にレアケースかもしれませんが、そのお子さんにとっては、グルテン、カゼインだけの問題だったのです。このように、お子さんの場合は、早くに介入できる分、パズルのピースがピタッとはまるように劇的に治ってしまう場合があります。お兄ちゃんのほうは、グルテン、カゼインだけの問題ではなかったようで今も治療中ですが、少しずつよくなってきています。

また、もう一人の幼稚園児のお子さんは、発達障害でコミュニケーション能力に問題がありました。最初は「何歳？」と聞いても、「僕、リンゴが好き」と答えてしまうような、全く会話のキャッチボールができない状態でした。

集団行動もとれず、笑顔もなく、納得がいかないと癇癪《かんしゃく》を起こすようなところがあり、手に負えないからと幼稚園や保育園を何か所も変わり、お母さんも困り果てていらっしゃいました。

そのお子さんも、グルテンフリー、カゼインフリーで食事を改善、さらに運動をして汗をかかせるようにお願いしたら、1年経たないうちにみるみる改善！　それどころか、5歳で、日本語も英語も読み書きできるようになりました。もちろん普通に会話のキャッチボールもできます。

先日、お母さんに「こんなに楽しく子育てができるようになるとは思いませんでした。二人でグルテンフリーのカフェを見つけてお茶を飲んでいる時間が、本当に幸せいらっしゃいます。

「今までの苦労が嘘のように、穏やかに子育てをしています」とご連絡いただきました。

発達障害のお子さんは、大人以上に食事が重要です。

なぜかというと、大人のように毒素がまだたまっていないために、原因が比較的シンプルなのです。頑張って実践してくださるご家庭は、結果が出るのも劇的で、うまくいくことがとても多いのです。

発達障害のお子さんは便秘が多いのですが、これも解毒を妨げている原因です。グルテンフリー、カゼインフリーで便秘も改善していきます。

「この子は牛乳が好きなので、やめられないんです」
「パンを朝食にしないと、食べないんです」

などというお母さんが時々いらっしゃいますが、家庭に牛乳やパンを持ち込んでいるのは親御さんです。お子さんのせいではありません。

牛乳やパンをあげないと子どもがキレる、というケースもあると思います。たしかにその場は大変かもしれません。1か月くらいは「なんでないの！」と暴れることも珍しくありません。先述したように、グルテン、カゼインは麻薬様物質が含まれているため、まるでドラッグが切れたかのような状態になるからです。

でも、その場を収めるためだけ、その瞬間だけ平和にさせること優先で、子どもの一生を決めてしまっていいのでしょうか。もっと中長期的な視野で捉えてあげてほしいと思います。

「入れない」生活が続き、解毒が進むと子どもは変わります。結果が出てくるようになれば、続けられます。

きっと子育てが楽しく、ラクになりますよ。

エピローグ

健康と豊かさを手に入れる「引き算」の生き方

迷ったら「シンプルなもの」を選ぶ

食生活を中心に、いろいろな毒素についてお話ししてきました。

「悪いものがあふれているのはわかったけれど、結局どうすればいいのかわからない」

「全部実践するのはハードルが高すぎる」

と思われた方に、たった一つだけアドバイスします。

迷ったらシンプルなものを選びましょう。

自然界にない不自然なものをできるだけ避ける、でもいいです。

たとえばドレッシング。

ノンオイルや低カロリーなどいろいろなものが市販されていますが、そうするためには、いろいろと不自然なものが含まれています。

ならば、手作りをしてしまいましょう。本間家にはドレッシングはありません。その都度《つど》、手作りすれば、新鮮でおいしいサラダが食べられます。
オリーブオイルに塩やお酢を加えるだけで、すぐにできますよ。

体の炎症を起こす元になっている毒素を日々抜く（あるいは入れない）ことを意識するだけで、免疫の誤作動が起きにくくなります。

グルテンフリーについては何度もお話ししましたが、小麦が悪者、と言ってしまえば簡単です。でも本当に問題なのは小麦そのものではなくて、小麦ぐらいで反応してしまうことなのです。

感染症だって、すぐに抗生剤を飲んで、熱を下げてしまうことを続けると、体は、「熱を上げて細菌と闘おうと思ったけど、面倒だからもういいや」
となってしまいます。

もしも風邪をひいたら、消化のいいものを食べ、早めに寝れば、免疫がきっちり作動します。きちんと感染と闘うことをしないと、体は学習せず、どんどん怠けてしまいます。

現代人が毒素を全く入れない生活を送るのはもはや不可能です。ですから究極の目的は、毒素が入ってしまってもＯＫ！　な体に少しでも近づけることなのです。

エビデンス（科学的根拠）に基づいて理屈を言うのは簡単ですが、行き着くところは昔ながらのおばあちゃんが実践していたようなシンプルな暮らしです。名づけて「シンプル・イズ・ヘルシー」です。

「入れない」生活は、自然に沿った暮らしにつながります。食生活についてもいろいろとお話ししましたが、肉や魚などたんぱく質に野菜、味噌汁、漬物に少しのご飯といった、和食を心がけるだけでも体は変わります。

シンプルな暮らし3か条

シンプルな暮らしのポイントを３つご紹介しましょう。

❶ 腐るものを食べる

食品添加物をゼロにすることは不可能ですが、なるべく保存料などの添加物が使われていないものを選びましょう。腐るはずのものが腐らないのは不自然ですよね。放っておいたら腐るものを、新鮮なうちに食べることを心がけてください。

❷ 人の手が加わっていないものを選ぶ

❶とつながりますが、加工食品はもちろん、人工甘味料を使ったカロリーゼロ食品や、減塩食品など、人の手がかかりすぎている食品には注意しましょう。

一つ一つの添加物の名前まで覚える必要はありません。購入するときは食品の裏側のラベルを見る癖をつけ、たくさん書いてあるもの、知らない言葉が並んでいるものを避けることからスタートしましょう。

❸ 化学物質に頼らず生活をシンプルに

匂いが気になるから芳香剤、虫が出るから防虫剤など化学物質に頼りすぎる生活は、肝臓の負担を大きくしてしまいます。

できるだけ体に毒を入れないためには、食事以外の住環境の見直しも大切です。化学物質を多く含む商品はあちこちにあふれていますから、つい手に取ってみたくなる気持ちもわかります。でも、購入する前にこの言葉を自分に言い聞かせてください。

「それ、本当にわが家に必要?」

「それって自然?」

と。

少なくとも身の回りにあるものは、できるだけ自然のものを心がけましょう。

おわりに

目指しているのは患者さんのハッピー

スクエアクリニック副院長　本間龍介

本書に再三登場した副腎疲労とは不思議なもので、明確な診断基準というものがありません。

副腎疲労はよく、慢性疲労症候群と似ていると思われがちです。僕も以前はこの2つはオーバーラップするものだと思っていました。

でも臨床の現場で感じたことは、全く違うものだということ。

慢性疲労症候群では、原因不明の全身の倦怠感が続きます。そして何十項目もチェックをしたうえで初めて診断されます。まず診断ありきで、確定したうえで治療法を施します。

一方の副腎疲労は、診断があやふやです。不定愁訴《ふていしゅうそ》はいろいろありますし、それぞれの症状の度合いもバラバラ。定義もバラバラ。

でも、一つだけ明確なことがあります。あくまでも〝治療ありき〟ということです。

つまり、何よりも目の前で苦しんでいる人の症状をとり、ラクにしてあげることが目的なのです。

患者さんは、眠れない、つらい、疲れる、集中力が続かない、気分が落ち込む、イライラする、といったいろいろな症状を訴えてきます。その苦しみや困った症状をなくせるように、ああでもないこうでもないと手探りで探していく。その方法が食生活なのか、重金属なのか、トライ&エラーを繰り返していく。決して科学的ではありませんが、町医者的な発想で、とことんおつきあいします。

ですから、慢性疲労症候群ともしかしたら同じ部分もあるけれども、考え方は全く違うと言っていいでしょう。

極端な話、どんな診断名でもいいわけです。そうやって分けている暇があったら、治療するほうがいいですし、ずっと患者さんをハッピーにできますよね。

副腎疲労は、その人を悩ませているトラブルを解決するための入り口にすぎません。

ただ「生活習慣を改善しましょう」と言われたって、患者さんはもちろん、一般の人だって誰も食いついてきません。

でも人間というものは、病名をつけてあげることで、どこかホッとするところがあります。そのために「副腎疲労」という名前があるといっても過言ではありません。

「あ、私は副腎疲労だったんだ」とわかれば安心して、積極的に生活習慣を改善していけるのではないでしょうか。

僕自身、当初うつ病と診断されて、治療法が合わなくて症状が改善せず、苦しんだ過去があります。アメリカで、「アドレナル・ファティーグ（副腎疲労）」と名づけてもらって、初めて治療の入り口ができ、光が見えたのです。

それからは髪も黒くなり、脂肪も落ちて筋肉もついて、朝に強くなり、脳が冴えて記憶力も上がりました。友人もできて、結婚して5年できなかった子どもにも恵まれました。

副腎疲労の治療は、同時に自分を見つめ直す作業でもあります。

たとえば20代の女性の患者さんで、副腎疲労で休職し、食生活を見直して治療後に復職、すっかり元気になったとします。すると今度はその元気な状態をサポートしていくと、やがて結婚して、お子さんができます。

今度は妊娠中の食事のサポート、お子さんが生まれたら離乳食のサポート、お子さん自身のサポートと続きます。そういう方が何人もいらっしゃるのです。

本当の意味での家庭医をやらせていただいているようで、長いおつきあいになる方もたくさんいます。

この本では、クリニックの副腎疲労外来やデトックス外来などで実践している治療のなかでも、とくに脳機能に関わる内容をご家庭でできるようにご紹介してきました。

本書の内容を1つでも2つでも実践していただき、ぜひみなさん自身も、そしてご家族もハッピーでいてください。

著者紹介

本間良子　スクエアクリニック院長。日本抗加齢医学会専門医、米国抗加齢医学会フェロー、日本医師会認定産業医、日本内科学会会員。

聖マリアンナ医科大学医学部卒業後、同大学病院総合診療内科入局。副腎疲労の夫をサポートした経験を活かし、米国で学んだアンチエイジング医学を用いた栄養指導も行っている。

共著書に『しつこい疲れは副腎疲労が原因だった』（祥伝社）、『老化は「副腎」で止められた』（小社刊）等。

スクエアクリニック
https://www.squareclinic.net/

本間龍介　スクエアクリニック副院長。医学博士。日本抗加齢医学会専門医・評議員、米国抗加齢医学会フェロー、日本医師会認定産業医、日本内科学会会員。
聖マリアンナ医科大学医学部卒業。同大学大学院医学研究科修了。自身が原因不明の重度の疲労感に苦しんだことをきっかけに、アドレナル・ファティーグ（副腎疲労）の提唱者であるウィルソン博士に師事。日本で最初に副腎疲労外来を開設し、診療と副腎ケアの普及に日々尽力している。

ボケない人《ひと》がやっている
脳《のう》のシミを消《け》す生活習慣《せいかつしゅうかん》

2018年 8 月 1 日　第 1 刷
2021年 3 月20日　第 4 刷

著　　者　本《ほん》間《ま》良《りょう》子《こ》
　　　　　本《ほん》間《ま》龍《りゅう》介《すけ》
発 行 者　小 澤 源 太 郎

責任編集　株式会社 プライム涌光
電話　編集部　03(3203)2850

発 行 所　株式会社 青春出版社
東京都新宿区若松町12番 1 号 〒162-0056
振替番号　00190-7-98602
電話　営業部　03(3207)1916

印　刷　共同印刷　　製　本　大口製本

万一、落丁、乱丁がありました節は、お取りかえします。

ISBN978-4-413-23096-4 C0030

朝30分早く起きるだけで仕事も人生もうまく回りだす
「夜型だった」自分が残業0、収入3倍、自分の時間10倍になった黄金時間活用術
菊原智明

朝1分！「顔の骨トレ」で10歳若くなる！
「しみやたるみ」は骨の老化が原因だった
山本江示子　山本慎吾［監修］

なぜ、身近な関係ほどこじれやすいのか？
心に溜まったモヤモヤが晴れてくる！アサーティブの魔法
森田汐生

うつがよくなる食べ物、悪くなる食べ物
図で見てわかるオーソモレキュラー栄養療法
溝口　徹

子どもの才能は「脳育体操」で目覚めさせる！
AIを超える！
南　友介　泉原嘉郎［監修］

青春出版社の四六判シリーズ

世界に出ても負けない子に育てる
ビジネス、スポーツ、人生で求められる4つの力の伸ばし方
玉井満代

いつでも100％の力を発揮できる心の整え方
東　篤志

科学はこう「たとえる」とおもしろい！
左巻健男

脳が忘れない英語の「超」勉強法
16万人の脳画像を見てきた脳医学者が自ら実践！
瀧　靖之

巣立っていく君へ母から息子への50の手紙
覚えていてほしいこと、今、贈るね
若松亜紀

高校受験 志望校に97％合格する親の習慣
ひと月あれば偏差値10アップも可能
道山ケイ

「自己肯定感」の持ち方で あなたのまわりが変わりだす
がんばることより、今の自分にOKを出そう！
恒吉彩矢子

結局、すべてを手に入れる「すぐやる！ノート」
“いまの自分”を抜け出す最強の答えとは？
藤田達藏

叱りゼロ！
「自分で動ける子」が育つ魔法の言いかえ
田嶋英子

今日からできる！小さな会社のＳＤＧｓ
事例がいっぱいですぐわかる！アイデアＢＯＯＫ
村尾隆介

青春出版社の四六判シリーズ

体のかたさも痛みも解決する！
関節可動域を広げる本
原　秀文

美しく生きるヒント
前に向かって歩む35の言葉
小林照子

ブランディングが9割
なぜか小さい会社でも勝てる不思議なカラクリ
乙幡満男

手術件数1000件超の名医が教える
がんにならないシンプルな習慣
佐藤典宏

はじめまして更年期《コーネンキー》♡
40代からの不調が消える心と体のプチ習慣
永田京子